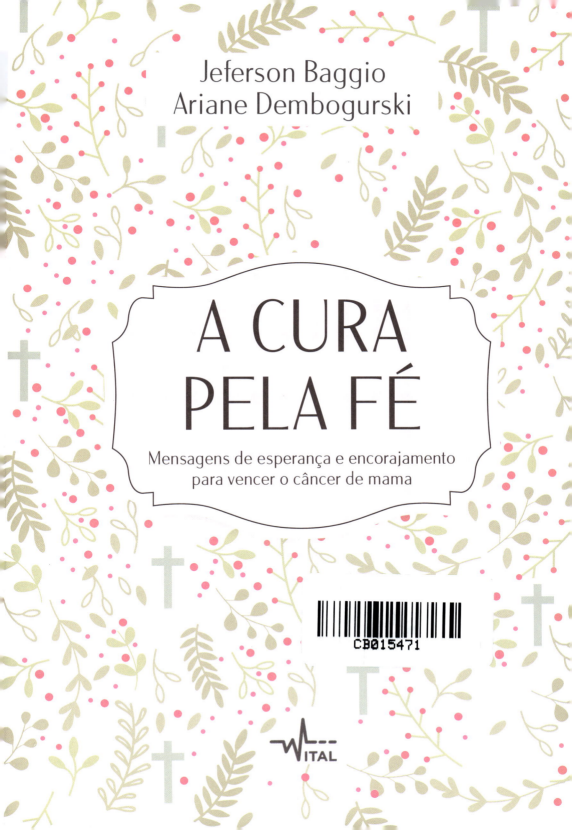

A cura pela fé: mensagens de esperança e encorajamento para vencer o câncer de mama
Copyright © 2025 by Editora Pandorga

Direção Editorial Silvia Vasconcelos
Produção Editorial Silvia Segóvia
Preparação de texto Deborah Stafussi
Revisão Andrea Bassoto
Diagramação Manoela Dourado
Capa Debs Bianchi | Biancheria

Dados Internacionais de Catalogação na Publicação (CIP) de acordo com ISBD

B144c
Baggio, Jeferson
 A cura pela fé / Jeferson Baggio, Ariane Dembogurski. - Cotia : Vital, 2025.
 376 p. ; 16cm x 23cm.

 Inclui índice.
 ISBN: 978-65-5579-291-1

 1. Religião. 2. Devocional. 3. Fé. 4. Motivacional. I. Dembogurski, Ariane. II. Título.

CDD 200
2025-1139   CDU 2

Elaborado por Vagner Rodolfo da Silva - CRB-8/9410

Índice para catálogo sistemático:
1. Religião 200
2. Religião 2

2025
Impresso no Brasil
Printed in Brasil
Direitos cedidos para edição à Editora Pandorga
Rodovia Raposo Tavares, km 22.
CEP: 06709-015 – Lageadinho – Cotia – SP
TEL.: (11) 4612-6404

www. editorapandorga.com.br

AGRADECIMENTOS

Este devocional é fruto de muitas vidas que se entrelaçaram para dar sentido e esperança aos nossos dias. Agradecemos, de coração, a todas as mulheres que, com coragem e fé, compartilharam suas histórias de luta, superação e amor. Suas jornadas nos inspiraram profundamente e nos ensinaram que, mesmo em meio às dificuldades, é possível florescer.

Cada página deste livro foi escrita com vocês em mente, mulheres que, com sua força, mudaram a nossa história. Vocês são um reflexo do amor e da fidelidade de Deus, mesmo nos momentos mais desafiadores.

Também expressamos nossa gratidão às famílias, aos amigos, e aos profissionais de saúde que caminham ao lado dessas mulheres, oferecendo apoio e cuidado. Sem vocês, essa jornada seria ainda mais difícil.

Por fim, agradecemos a Deus, que nos deu a oportunidade de escrever este devocional e o privilégio de sermos canais de conforto e fé para tantas vidas. Que este livro seja um abraço para cada uma de vocês, um lembrete de que não estão sozinhas e que sempre há esperança no Senhor.

Com amor e gratidão,

ARIANE E JEFERSON

Dedicamos este livro a Deus, pela graça e pela inspiração, às mulheres que enfrentam o câncer com coragem e fé, cujas histórias nos inspiram profundamente, à nossa família e aos nossos amigos que nos apoiaram ao longo da jornada. Que estas páginas sejam um tributo à força, ao amor e à esperança que nos unem.

INTRODUÇÃO

Este devocional foi preparado com muita atenção e carinho para ser um companheiro diário na sua jornada. Sabemos que enfrentar o câncer de mama, seja durante o tratamento, seja no acompanhamento posterior, é um desafio que afeta não só o corpo, mas também o coração e a mente. Pensando nisso, criamos este devocional para ser uma fonte de apoio, uma pausa diária em que você pode encontrar paz, reflexão e encorajamento por meio da Palavra de Deus.

Em cada dia, você encontrará um versículo bíblico cuidadosamente selecionado para trazer conforto, fé e esperança. Acreditamos que a Palavra de Deus tem o poder de renovar forças, especialmente em momentos de dificuldade. Esses versículos são como pequenas luzes para iluminar o caminho, lembrando que mesmo nas situações mais complicadas, Deus está presente e ativo em sua vida.

Além do versículo, você encontrará uma breve reflexão em forma de afirmação. Essas palavras são como lembretes para o seu coração, reforçando verdades que muitas vezes podem parecer distantes em meio à luta diária. São frases simples, mas com a intenção de trazer força e esperança, sempre ancoradas nas promessas de Deus. Queremos que você se sinta acolhida, lembrada de que, mesmo quando parece que ninguém compreende o que está acontecendo, Deus está ao seu lado, cuidando de você.

Também incluímos uma oração em cada devocional. Sabemos que, às vezes, pode ser difícil encontrar as palavras certas para falar com Deus, especialmente em dias de cansaço ou quando bate o desânimo. Essas orações foram escritas pensando nisto: para serem uma ajuda, um guia, um início de conversa entre você e Deus. São orações simples, mas sinceras, voltadas para suas necessidades diárias e para o momento que você está vivendo. Por meio delas, nossa esperança é que você se sinta mais conectada ao Pai, sabendo que Ele ouve cada uma das suas palavras, e mesmo aquelas que você ainda não conseguiu dizer.

Além disso, reservamos um espaço para suas próprias anotações. Nele, você pode escrever suas orações pessoais, seus pensamentos, suas reflexões ou até registrar pequenos momentos de gratidão e bênçãos que você experimentou ao longo do dia. O objetivo é que, ao usar esse espaço, você possa acompanhar o mover de Deus na sua vida, perceber os pequenos sinais de Sua presença e cuidado ao longo dessa caminhada.

Nossa oração é que, a cada dia, este devocional se torne um lugar de refúgio para você, onde possa encontrar paz e renovar suas forças. Que por intermédio das Escrituras, das orações e das reflexões, você seja lembrada de que há um propósito maior em tudo o que está enfrentando e que, acima de tudo, você é profundamente amada por Deus. Ele está com você em cada desafio, fortalecendo e guiando seus passos.

Esperamos que este devocional seja uma ferramenta de apoio espiritual e emocional, ajudando você a atravessar essa fase com fé, coragem e esperança. Que ao final de cada dia, você possa sentir que deu mais um passo, sabendo que Deus está sempre ao seu lado, conduzindo sua vida com amor e cuidado.

1 Janeiro
UM NOVO COMEÇO DA VITÓRIA

"Essa esperança não nos deixa decepcionados, pois Deus derramou o seu amor no nosso coração, por meio do Espírito Santo, que ele nos deu."
— Romanos 5:5

Começar um novo ano é sempre uma oportunidade de renovação e esperança. Para aquelas mulheres que estão enfrentando o tratamento de câncer de mama, esse momento pode trazer sentimentos mistos. Mas, acima de tudo, é um convite para acreditar em um futuro melhor. Deus nos promete que a esperança nunca nos decepciona, e isso é um alicerce em tempos de incerteza.

Cada dia que passa é uma chance de sentir o amor de Deus se derramando sobre nós. Ele está conosco a cada passo, nos dando força e coragem para enfrentar os desafios. Hoje, lembre-se de que não importa o que você esteja passando, Deus está ao seu lado, cuidando de você e das suas necessidades.

É fundamental também valorizar o apoio da sua família e de seus amigos. Eles são um presente em sua vida e podem te ajudar a carregar esse fardo. Juntos, vocês podem encontrar a luz mesmo nos dias mais sombrios, sempre olhando para a vitória que Deus prometeu.

Ao entrar neste novo ano, permita-se sonhar e acreditar que grandes coisas estão por vir. A cura e a vitória são parte do plano de Deus para você. Confie e caminhe com fé!

Oração
Senhor, agradeço pelo novo ano e pela chance de recomeçar. Que eu possa sempre encontrar esperança em Ti, mesmo em meio às dificuldades. Ajuda-me a ver a Tua luz a cada dia e a confiar nos Teus planos para a minha vida. Amém.

Afirmação
Eu acolho a esperança e a renovação em minha vida para este novo ano.

Anotações

2 Janeiro
A FORÇA QUE VEM DA FÉ

"O Senhor é a minha força e o meu escudo; com todo o coração eu confio nele. O Senhor me ajuda; por isso, o meu coração está feliz, e eu canto hinos em seu louvor."

— Salmos 28:7

Nos momentos difíceis, como durante o tratamento do câncer de mama, a fé se torna uma fonte poderosa de força. Há dias em que a energia parece escassa e o coração fica pesado. Nesses momentos, Deus é nosso apoio, nos oferecendo a força de que precisamos para seguir em frente.

O salmista nos lembra que o Senhor é nosso protetor. Quando confiamos nEle, encontramos consolo e renovação. Não importa o quanto você esteja lutando, Deus está ao seu lado, ajudando-a a enfrentar cada desafio com coragem e amor.

Hoje, permita que a fé seja sua companheira. Deus está contigo em cada passo, te dando força para superar. Você não está sozinha nessa jornada; Ele caminha ao seu lado, te apoiando a cada dia.

Valorize também o carinho de sua família e de seus amigos. Eles são um presente que Deus colocou em sua vida para te ajudar. Juntos, vocês podem enfrentar os desafios com mais força e amor.

Oração

Senhor, quando me sentir fraca, renova minha força e minha coragem. Ajuda-me a confiar que o Senhor é meu escudo e que está sempre ao meu lado. Obrigada por me apoiar em todos os momentos e por me dar forças para continuar. Amém.

Afirmação

A minha fé me fortalece e me ajuda a enfrentar os desafios com coragem.

Anotações

3 Janeiro
RENOVANDO AS FORÇAS

> *"Mas os que confiam no Senhor recebem sempre novas forças. Voam nas alturas como águias, correm e não perdem as forças, andam e não se cansam."*
>
> — Isaías 40:31

Quando passamos por desafios como o tratamento do câncer de mama, nossa energia pode ser testada. Há dias em que o corpo e a mente parecem cansados, e a esperança pode parecer distante. Mas a promessa de Deus para nós é clara: aqueles que confiam nEle sempre terão suas forças renovadas.

Assim como uma águia que voa nas alturas, Deus nos dá asas para superar os obstáculos. Mesmo nas dificuldades, Ele nos fortalece, nos fazendo avançar quando pensamos que não temos mais forças. Às vezes, tudo que precisamos fazer é descansar nEle e confiar que o amanhã trará renovação.

Hoje, entregue seu cansaço ao Senhor e permita que Ele renove sua força e sua coragem. Confie que, com Ele ao seu lado, você pode continuar. Os dias de dificuldade podem vir, mas Deus promete que você não caminhará sozinha e que Suas forças te sustentarão.

Lembre-se de contar com aqueles que te amam. Permitir que sua família e seus amigos estejam ao seu lado é também uma forma de renovar suas forças. Deus os colocou em sua vida para te apoiar em cada passo dessa jornada.

Oração

Senhor, quando eu estiver cansada, renova minhas forças. Ajuda-me a confiar que o Senhor me carrega e me dá asas para continuar. Obrigada por estar sempre comigo e por me sustentar quando me sinto fraca. Que eu sinta o Teu poder me renovando hoje. Amém.

Afirmação

Eu confio em Deus para renovar minhas forças e continuar minha jornada com coragem.

Anotações

4 Janeiro
CONFIANDO NOS PLANOS DE DEUS

"Só eu conheço os planos que tenho para vocês: prosperidade e não desgraça e um futuro cheio de esperança. Sou eu, o Senhor, quem está falando."

— Jeremias 29:11

Nos momentos de incerteza, especialmente ao enfrentar o tratamento de um câncer, é comum nos perguntarmos sobre o futuro. Muitas vezes, o caminho pode parecer nebuloso e cheio de dúvidas. No entanto, Deus nos lembra que Ele tem um plano perfeito para nossas vidas. Seus planos não são de desgraça, mas de prosperidade e esperança, mesmo nos tempos mais desafiadores.

Quando a jornada se torna difícil, confiar no que Deus já planejou é um ato de fé. Ele vê além do que podemos enxergar e sabe o que é melhor para nós. Pode não ser fácil, mas crer que Deus está no controle nos dá paz em meio às tempestades da vida.

Lembre-se de que o amor de Deus por você é imenso e de que Ele está sempre cuidando de cada detalhe. O futuro está em Suas mãos, e mesmo que as circunstâncias de hoje sejam complicadas, o amanhã reserva novas bênçãos. Confie que a cura, a paz e a alegria estão no caminho que Deus preparou.

Valorize também aqueles ao seu redor, que caminham com você nessa jornada. A fé compartilhada com sua família e seus amigos pode fortalecer ainda mais a sua esperança.

Oração
Senhor, ajuda-me a confiar nos Teus planos mesmo quando não consigo ver o caminho à frente. Que eu encontre paz na certeza de que o Senhor tem um futuro de esperança reservado para mim. Obrigada por estar sempre ao meu lado, guiando-me com amor. Amém.

Afirmação
Eu confio que Deus tem planos de esperança e prosperidade para a minha vida.

Anotações

_____
_____
_____
_____
_____
_____

5 Janeiro
FORÇA EM MEIO ÀS TEMPESTADES

"O Senhor Deus é a minha luz e a minha salvação; de quem terei medo? O Senhor me livra de todo perigo; não ficarei com medo de ninguém."
— Salmos 27:1

O medo pode surgir em diversos momentos, especialmente ao enfrentar um diagnóstico e um tratamento de câncer de mama. As incertezas e os desafios muitas vezes nos deixam vulneráveis e frágeis. Contudo, o salmista nos lembra de que Deus é nossa luz e salvação. Quando estamos em Suas mãos, não há razão para temer.

Deus nos oferece uma fortaleza inabalável. Mesmo que as tempestades venham, podemos descansar seguros na certeza de que Ele está no controle. Ele ilumina o caminho, mesmo nos momentos mais escuros, guiando-nos com Seu amor e proteção. Não importa o quão assustadora a jornada possa parecer, Deus é a nossa segurança.

Permita que essa verdade acalme seu coração hoje. Quando o medo surgir, lembre-se de que Deus está com você. A força que você precisa para enfrentar os desafios não vem de suas próprias habilidades, mas do Senhor, que nunca te abandona.

Busque também o apoio daqueles que te cercam. Sua família e seus amigos podem ser reflexo do cuidado de Deus em sua vida, te oferecendo consolo e força.

Oração
Senhor, Tu és a minha fortaleza e luz, e em Ti não há espaço para o medo. Quando o temor tentar me alcançar, ajuda-me a lembrar que Tu estás sempre comigo. Obrigada por me dar força e proteção em todos os momentos. Amém.

Afirmação
Eu sou forte e segura porque Deus é minha luz e fortaleza.

Anotações

6 Janeiro
A PAZ QUE VEM DE DEUS

"— Deixo com vocês a paz. É a minha paz que eu lhes dou; não lhes dou a paz como o mundo a dá. Não fiquem aflitos, nem tenham medo."
— João 14:27

A paz que Deus oferece vai muito além da ausência de problemas ou conflitos. É uma paz profunda, que permanece mesmo quando enfrentamos grandes desafios, como o tratamento de câncer. Jesus nos promete uma paz que o mundo não pode nos dar – uma paz que acalma o coração e traz segurança em meio às tempestades.

Muitas vezes, as circunstâncias à nossa volta podem parecer tumultuadas e o medo pode querer nos dominar. Mas Jesus nos convida a não permitir que a aflição ou o medo tomem conta. Ele nos entrega uma paz que nos sustenta, nos tranquiliza e nos dá forças para continuar a caminhada.

Hoje, receba essa paz em seu coração. Mesmo que o mundo à sua volta esteja agitado, confie que o Senhor está no controle de todas as coisas. Ele cuida de você e de cada detalhe da sua vida, trazendo descanso para sua mente e sua alma.

Deixe que essa paz também se estenda às suas relações. Sua família e seus amigos podem sentir o reflexo dessa tranquilidade, ajudando a criar um ambiente de amor e confiança.

Oração
Senhor, obrigada pela paz que só o Senhor pode dar. Ajuda-me a não deixar que o medo ou a aflição dominem o meu coração. Que eu confie sempre na Tua presença, recebendo Tua paz em minha vida. Amém.

Afirmação
Eu recebo a paz de Deus, que acalma meu coração e me dá segurança.

Anotações
_____
_____
_____
_____
_____
_____
_____
_____

7 Janeiro
ESPERANÇA QUE RENOVA

"Mas os que confiam no Senhor recebem sempre novas forças. Voam nas alturas como águias, correm e não perdem as forças, andam e não se cansam."

— Isaías 40:31

Quando o corpo se sente fraco e a alma fica cansada de tantos desafios, o que nos sustenta é a esperança em Deus. Ele promete renovar nossas forças à medida que confiamos nEle. Mesmo que o tratamento de câncer nos desgaste fisicamente e emocionalmente, há uma fonte de força que nunca se esgota.

A esperança em Deus é como asas que nos elevam acima das circunstâncias. Ela nos permite ver além do presente e acreditar em dias melhores, mesmo quando o caminho parece difícil. Essa força não vem de nós mesmos, mas de Deus, que renova a nossa energia e nos sustenta quando pensamos que não podemos mais continuar.

Permita que essa esperança te impulsione hoje. O Senhor está com você a cada passo dessa jornada, e Ele te sustenta com Seu poder. Você não está sozinha. Confie que a cada dia suas forças serão renovadas, assim como as asas da águia que voa alto.

Oração
Pai, eu confio que Tu renovas minhas forças a cada dia. Mesmo quando me sinto fraca, sei que em Ti encontro a força para seguir. Que a Tua esperança me sustente e me dê coragem para continuar a caminhada. Amém.

Afirmação
Eu confio no Senhor, e Ele renova minhas forças todos os dias.

Anotações

8 Janeiro
CUIDANDO DO CORPO E DA ALMA

"Ainda que a minha mente e o meu corpo enfraqueçam, Deus é a minha força, ele é tudo o que sempre preciso."
— Salmos 73:26

O corpo pode se desgastar durante o tratamento do câncer. Há dias em que a força parece escapar e as emoções podem ficar abaladas. No entanto Deus nos lembra que, mesmo quando o corpo e o coração fraquejam, Ele é a nossa força constante.

Cuidar do corpo durante esse período é essencial, mas também é fundamental nutrir a alma. Deus é a fonte de energia que nos mantém firmes, nos dando coragem e renovação em cada fase dessa jornada. Quando nossas próprias forças não são suficientes, podemos contar com a força que vem dEle.

Hoje, além de cuidar da sua saúde física, lembre-se de cuidar do seu coração. Encontre momentos de paz e renovação espiritual. Deus está ao seu lado, fortalecendo sua mente e suas emoções, mesmo quando o corpo enfrenta desafios.

Busque momentos de descanso e oração, lembrando-se de que Deus é o alicerce que te sustenta em tudo. Compartilhe esses momentos com sua família, permitindo que eles também sejam fortalecidos por essa paz.

Oração
Senhor, ajuda-me a cuidar não apenas do meu corpo, mas também da minha alma. Que eu possa confiar em Ti como minha fonte de força, mesmo quando me sinto fraca. Obrigada por sempre me sustentar. Amém.

Afirmação
Deus é a força do meu coração e da minha vida.

Anotações

9 Janeiro
O AMOR QUE CURA

"E nós mesmos conhecemos o amor que Deus tem por nós e cremos nesse amor. Deus é amor. Aquele que vive no amor vive unido com Deus, e Deus vive unido com ele."

— 1 João 4:16

O amor de Deus é uma força poderosa e transformadora. Quando enfrentamos o tratamento de câncer, esse amor se torna ainda mais presente, nos sustentando e nos oferecendo esperança. O amor nos cura, nos fortalece e nos lembra que não estamos sozinhas.

Deus nos envolve com Seu amor em cada momento, mesmo quando as circunstâncias parecem difíceis. Ele está com você em cada etapa, em cada consulta, em cada tratamento. Permita-se sentir esse amor hoje, sabendo que ele é maior do que qualquer medo ou incerteza.

Além de confiar no amor de Deus, também é importante permitir que as pessoas ao seu redor te amem. Sua família e seus amigos são canais desse amor divino, trazendo conforto e apoio. Receba esse amor sem reservas, sabendo que ele faz parte do cuidado de Deus por você.

Oração
Senhor, obrigada por Teu amor que cura e fortalece. Ajuda-me a sentir esse amor e a confiar nele em cada etapa da minha jornada. Que eu também possa compartilhar esse amor com as pessoas ao meu redor. Amém.

Afirmação
Eu estou envolvida pelo amor de Deus, que cura e fortalece.

Anotações

10 Janeiro
DESCANSANDO EM DEUS

"— Venham a mim todos vocês que estão cansados de carregar as suas pesadas cargas, e eu lhes darei descanso."

— Mateus 11:28

O cansaço físico e emocional pode ser uma constante durante o tratamento do câncer. A luta diária contra a doença, as consultas, os efeitos dos medicamentos, tudo isso pode parecer uma carga pesada de carregar. No entanto, Jesus nos convida a entregar essas cargas a Ele.

Quando confiamos em Deus, encontramos descanso. Ele nos oferece alívio para o corpo e para a alma. Podemos deixar com Ele o peso das preocupações, dos medos e das ansiedades, e, em troca, recebemos Sua paz e Seu conforto. Hoje, permita-se descansar em Deus.

Descanse, também, no apoio daqueles que te amam. Sua família e seus amigos estão ao seu lado para ajudar a carregar os fardos, e é importante compartilhar com eles seus sentimentos e suas preocupações.

Oração
Senhor, eu entrego a Ti as minhas preocupações e o peso que carrego. Ajuda-me a encontrar descanso em Ti e a confiar que Tu estás cuidando de mim em cada momento. Obrigada por me oferecer alívio e paz. Amém.

Afirmação
Eu entrego minhas cargas a Deus e descanso na Sua paz.

Anotações

_____
_____
_____
_____
_____
_____
_____
_____

11 Janeiro
PERSEVERANÇA NA JORNADA

"Que a esperança que vocês têm os mantenha alegres; aguentem com paciência os sofrimentos e orem sempre."
— Romanos 12:12

A jornada do tratamento do câncer pode ser longa e desafiadora, mas Deus nos chama a perseverar. A esperança que encontramos em Deus é uma fonte constante de alegria, mesmo em meio às tribulações. Ele nos encoraja a sermos pacientes, sabendo que cada etapa tem seu propósito e que a vitória vem com o tempo.

A perseverança é um ato de fé. É a escolha de continuar, mesmo quando o caminho parece difícil. Deus vê sua luta e caminha ao seu lado. Ele fortalece seu coração e te dá a força necessária para enfrentar cada desafio. Confie que, com o tempo, cada batalha trará crescimento e renovação.

A oração é o alicerce dessa jornada. Quando você persevera em oração, encontra a paz que vem de Deus e o poder para seguir em frente. Mantenha-se firme, sabendo que a cura e a vitória estão no caminho que Ele preparou.

Oração
Senhor, dá-me a força para perseverar em cada etapa dessa jornada. Ajuda-me a ser paciente nas dificuldades e a manter minha esperança viva em Ti. Obrigada por caminhar comigo e me fortalecer. Amém.

Afirmação
Eu sou perseverante e paciente sabendo que Deus está ao meu lado.

Anotações

12 Janeiro
ENCONTRANDO FORÇA NO SENHOR

"Deus é o nosso refúgio e a nossa força, socorro que não falta em tempos de aflição."

— Salmos 46:1

Quando as dificuldades parecem esmagadoras, Deus nos oferece um refúgio seguro. Ele é nossa força constante, presente em cada desafio, incluindo os dias difíceis do tratamento do câncer. Saber que Deus está conosco traz alívio para o coração e renovação para a alma.

Você pode se sentir cansada ou até desanimada, mas Deus está ali, te fortalecendo. Ele nunca abandona aqueles que O buscam, e é sempre um socorro presente. Não importa o quão pesado seja o fardo, o Senhor está pronto para carregar essa carga junto a você.

Hoje, escolha se refugiar nEle, deixando que Sua força te guie. Ele está pronto para te levantar e renovar sua energia para mais um dia de luta.

Oração

Senhor, Tu és meu refúgio e minha força. Em cada dificuldade sei que estás comigo, sustentando-me e me fortalecendo. Obrigada por nunca me abandonar. Amém.

Afirmação

Deus é minha força constante, presente em todas as minhas dificuldades.

Anotações

_____
_____
_____
_____
_____
_____
_____
_____

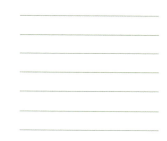
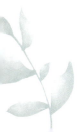

13 Janeiro
A PAZ QUE ULTRAPASSA O ENTENDIMENTO

"E a paz de Deus, que ninguém consegue entender, guardará o coração e a mente de vocês, pois vocês estão unidos com Cristo Jesus."
— Filipenses 4:7

Em momentos de angústia ou medo, a paz de Deus é o que nos mantém firmes. Não é uma paz que vem da ausência de problemas, mas uma paz profunda que vem da presença de Deus em nossas vidas. Quando enfrentamos os desafios do tratamento, essa paz é essencial para manter nosso coração tranquilo.

Deus te oferece essa paz hoje, uma paz que supera qualquer preocupação ou medo que possa surgir. Ao confiar nEle, seus pensamentos e suas emoções são guardados, protegidos por Cristo. Mesmo quando o mundo à sua volta parece agitado, você pode descansar na segurança que essa paz traz.

Aceite essa paz em seu coração. Deixe que ela governe suas emoções e seus pensamentos, te conduzindo por esse caminho com serenidade e confiança.

Oração

Senhor, agradeço pela Tua paz, que guarda meu coração e minha mente. Mesmo nos momentos de incerteza, sei que posso confiar em Ti para me dar tranquilidade. Que essa paz me acompanhe hoje e sempre. Amém.

Afirmação

A paz de Deus guarda meu coração e minha mente, independentemente das circunstâncias.

Anotações

_____
_____
_____
_____
_____
_____
_____

14 Janeiro
A VITÓRIA QUE VEM DE DEUS

"Em todas essas situações temos a vitória completa por meio daquele que nos amou."
— Romanos 8:37

A palavra de Deus nos garante que, por meio dEle, somos mais do que vencedores. Isso significa que, mesmo diante das batalhas mais difíceis, como o tratamento do câncer, a vitória já está garantida em Cristo. Ele nos amou tanto que nos capacitou a superar todos os desafios com força e coragem.

A vitória não se refere apenas à cura física, mas também à paz, à esperança e à força que encontramos durante o processo. Cada pequeno passo que você dá, cada dia que você escolhe lutar, é uma prova dessa vitória que Deus te deu.

Hoje, lembre-se de que você é mais do que vencedora. Não importa o tamanho do desafio, Deus já te deu a vitória. Caminhe com confiança e esperança, sabendo que Ele está no controle.

Oração
Senhor, obrigada pela vitória que já me deste. Ajuda-me a lembrar que, em Ti, sou mais do que vencedora, e que posso enfrentar qualquer desafio com coragem e fé. Amém.

Afirmação
Em Cristo, sou mais do que vencedora e enfrento todos os desafios com coragem.

Anotações

15 Janeiro
O AMOR QUE TRANSFORMA

"O amor é eterno."

— 1 Coríntios 13:8

O amor de Deus por nós é inabalável. Ele nunca falha, mesmo nos momentos mais difíceis de nossa vida. Durante o tratamento do câncer, é esse amor que nos envolve, que nos segura e nos guia com cuidado. Ele está presente em cada detalhe, oferecendo conforto e esperança.

O amor é também a força que une as pessoas ao seu redor – família, amigos e até profissionais da saúde que cuidam de você. Esse amor, que vem de Deus, transforma cada momento e te ajuda a seguir adiante sabendo que você nunca está sozinha.

Hoje, permita-se ser envolvida por esse amor. Deixe-o te fortalecer e te renovar. O amor de Deus nunca falha, e Ele te acompanha em cada passo.

Oração
Senhor, obrigada pelo Teu amor que nunca falha. Que esse amor me envolva e me dê forças para seguir em frente sabendo que estou sempre nas Tuas mãos. Amém.

Afirmação
O amor de Deus me envolve e me fortalece a cada dia.

Anotações
___
___
___
___
___
___
___
___

16 Janeiro
UMA VIDA DE FÉ

"Porque vivemos pela fé e não pelo que vemos."
— 2 Coríntios 5:7

A jornada do tratamento pode ser cheia de incertezas, mas Deus nos chama a viver pela fé e não pelo que vemos ou sentimos. Isso significa confiar nEle, mesmo quando não entendemos o porquê de certas situações. A fé nos mantém firmes mesmo em dias difíceis.

Viver pela fé é acreditar que Deus está trabalhando em nosso favor, mesmo que não possamos ver os resultados de imediato. A cura pode ser um processo, e o crescimento espiritual que vem junto a essa jornada é igualmente importante.

Confie que Deus está no controle e que, mesmo que as coisas pareçam incertas, Ele está conduzindo tudo de acordo com Seu plano perfeito para você.

Oração
Senhor, ajuda-me a viver pela fé, confiando em Ti em todas as circunstâncias. Que eu não me deixe abalar pelo que vejo, e que minha confiança esteja sempre em Ti. Amém.

Afirmação
Eu vivo pela fé, sabendo que Deus está no controle da minha vida.

Anotações

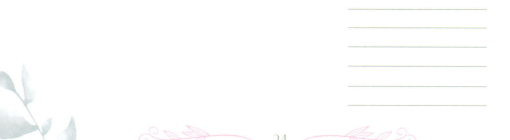

17 Janeiro
RENOVANDO A ESPERANÇA

> *"Mas os que confiam no Senhor recebem sempre novas forças. Voam nas alturas como águias, correm e não perdem as forças, andam e não se cansam."*
>
> — Isaías 40:31

Esperar em Deus é uma fonte de renovação. Durante o tratamento do câncer, é comum sentir-se cansada e desmotivada. No entanto, Deus nos promete que, se esperarmos nEle, seremos fortalecidas. Essa força não é apenas física; é uma força interior que nos capacita a continuar mesmo quando a jornada parece longa.

As águias voam alto, simbolizando a capacidade de se elevar acima das dificuldades. Quando colocamos nossa esperança em Deus, também podemos voar alto, acima das circunstâncias que nos desafiam. O Senhor renova nossas forças e nos dá a coragem para seguir em frente.

Hoje, faça uma pausa e reflita sobre o que significa esperar em Deus. Confie que Ele está trabalhando em sua vida e que a renovação está a caminho.

Oração

Senhor, ajuda-me a esperar em Ti e a renovar minhas forças. Que eu possa sentir a Tua presença me levantando e me dando coragem para continuar. Obrigada pela renovação que vem de Ti. Amém.

Afirmação

Eu espero em Deus e renovo minhas forças a cada dia.

Anotações

18 Janeiro
A LUZ QUE GUIA

"A tua palavra é lâmpada para guiar os meus passos, é luz que ilumina o meu caminho."
— Salmos 119:105

Nos momentos de incerteza, a palavra de Deus se torna uma luz que guia nossos passos. Durante o tratamento do câncer, pode haver dias em que o caminho parecerá escuro e confuso. No entanto, Deus nos oferece Sua palavra como um guia seguro.

As Escrituras nos lembram de Sua fidelidade e de Seu amor, nos encorajando a seguir em frente. Ao nos ancorarmos na Palavra de Deus, encontramos esperança e clareza em meio ao caos. Cada versículo pode se tornar uma luz, iluminando o que fazer a seguir e como lidar com as dificuldades.

Hoje, dedique um tempo para ler a Bíblia. Deixe que a luz de Deus ilumine seu caminho e te ajude a tomar decisões firmes e seguras.

Oração
Senhor, agradeço por Tua palavra que ilumina minha vida. Ajuda-me a me apegar a ela e a encontrar direção em meio às incertezas. Que eu possa ver a luz que vem de Ti em cada passo que dou. Amém.

Afirmação
A Palavra de Deus é a luz que guia meus passos na jornada da vida.

Anotações

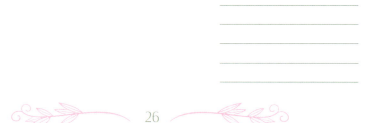

19 Janeiro
A FORÇA DA COMUNIDADE

"Sem conselhos os planos fracassam, mas com muitos conselheiros há sucesso."

— Provérbios 15:22

Durante o tratamento do câncer é vital estar cercada por uma comunidade que te apoie. Deus criou a família e os amigos para nos ajudarem em momentos difíceis. Quando enfrentamos desafios, é essa rede de apoio que nos sustenta e nos encoraja a seguir em frente.

A força da comunidade vem de compartilhar experiências, ouvir conselhos e sentir o amor daqueles que estão ao nosso redor. Ao dividir suas preocupações e alegrias, você pode descobrir novas perspectivas e maneiras de lidar com a jornada.

Hoje, busque o apoio da sua família e dos seus amigos. Compartilhe seus sentimentos e não hesite em pedir ajuda. Juntos, vocês podem enfrentar qualquer desafio que surgir.

Oração

Senhor, obrigada pela comunidade que me rodeia. Ajuda-me a valorizar e a buscar apoio nas pessoas que me amam. Que eu possa ser um apoio também para elas, compartilhando amor e força. Amém.

Afirmação

Eu sou forte e apoiada pela comunidade ao meu redor.

Anotações

_____
_____
_____
_____
_____
_____
_____
_____

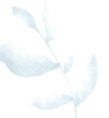

20 Janeiro
A IMPORTÂNCIA DA GRATIDÃO

"E sejam agradecidos a Deus em todas as ocasiões. Isso é o que Deus quer de vocês por estarem unidos com Cristo Jesus."
— 1 Tessalonicenses 5:18

A gratidão é uma poderosa ferramenta em nossa jornada de vida, especialmente durante o tratamento do câncer. Agradecer, mesmo nas dificuldades, nos ajuda a manter uma perspectiva positiva. Quando focamos nas bênçãos, mesmo pequenas, nossa mente se afasta da dor e do desânimo.

Cultivar a gratidão nos permite ver a bondade de Deus em nossas vidas. Cada dia traz oportunidades para agradecer: um sorriso, um momento de paz, ou até mesmo um avanço no tratamento. A prática da gratidão transforma nossos corações e nos aproxima de Deus.

Hoje, reserve um momento para refletir sobre as coisas pelas quais você é grata. Escreva uma lista e veja como a gratidão pode mudar seu dia.

Oração
Senhor, obrigada por todas as bênçãos que me concedes. Ajuda-me a cultivar um coração grato, mesmo em tempos difíceis. Que eu possa ver a Tua bondade em cada momento. Amém.

Afirmação
Eu sou grata pelas bênçãos em minha vida, mesmo nas dificuldades.

Anotações
_____
_____
_____
_____
_____
_____
_____
_____
_____

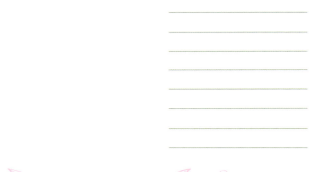
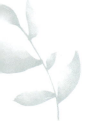

21 Janeiro
A ESPERANÇA QUE NÃO FALHA

"Por isso nunca ficamos desanimados. Mesmo que o nosso corpo vá se gastando, o nosso espírito vai se renovando dia a dia."
— 2 Coríntios 4:16

A esperança é um farol que nos guia em tempos de dificuldades. Quando enfrentamos o tratamento do câncer, é normal nos sentirmos desanimadas em alguns momentos. Porém a Palavra de Deus nos lembra que mesmo que externamente estejamos passando por lutas, internamente podemos ser renovadas.

Essa renovação é um processo diário. A cada dia, ao buscar a presença de Deus e confiar nEle, encontramos novas forças e uma nova perspectiva. Deus está sempre trabalhando em nós, mesmo quando não conseguimos ver. A esperança que temos nEle nunca falha.

Hoje, renove sua esperança. Lembre-se de que Deus está fazendo algo novo dentro de você, e isso traz conforto e encorajamento para a jornada.

Oração
Senhor, obrigada pela renovação que me ofereces a cada dia. Ajuda-me a manter a esperança viva em meu coração, mesmo nas dificuldades. Que eu possa sentir Tua presença me fortalecendo sempre. Amém.

Afirmação
Minha esperança em Deus é renovada a cada dia, trazendo força e coragem.

Anotações
_____
_____
_____
_____
_____
_____
_____
_____

22 Janeiro
O PODER DA ORAÇÃO

"Se crerem, receberão tudo o que pedirem em oração."
— Mateus 21:22

A oração é uma das ferramentas mais poderosas que temos à nossa disposição. Durante o tratamento do câncer, é fácil sentir-se sozinha e perdida, mas a oração nos conecta a Deus, trazendo conforto e força. Ao orarmos, apresentamos nossas preocupações e nossos medos a Deus, permitindo que Ele intervenha em nossas vidas.

A fé que colocamos nas nossas orações pode mudar situações e trazer paz ao nosso coração. Deus nos ouve e responde nossas súplicas de maneiras que muitas vezes não conseguimos imaginar. Quando oramos com fé, começamos a ver as mudanças não apenas ao nosso redor, mas também dentro de nós.

Hoje, reserve um tempo para orar. Converse com Deus sobre suas lutas, suas esperanças e suas dúvidas. Deixe que Ele preencha seu coração com a paz dEle.

Oração
Senhor, agradeço por estar sempre disponível para ouvir minhas orações. Ajuda-me a orar com fé e a confiar que Tu estás no controle de tudo. Que minha vida seja um reflexo da Tua vontade. Amém.

Afirmação
A oração é uma ponte entre meu coração e o coração de Deus.

Anotações

23 Janeiro
A IMPORTÂNCIA DO DESCANSO

— Venham a mim, todos vocês que estão cansados de carregar as suas pesadas cargas, e eu lhes darei descanso."

— Mateus 11:28

Descansar é fundamental para o nosso bem-estar, especialmente durante o tratamento de câncer. Às vezes, a luta pode ser exaustiva, tanto física quanto emocionalmente. Jesus nos convida a ir a Ele quando estamos cansadas e a encontrar alívio em Sua presença.

O descanso não significa apenas dormir, mas também se permitir momentos de pausa e tranquilidade. Encontrar tempo para relaxar, meditar e recarregar as energias é essencial para enfrentar os desafios. Jesus nos oferece um descanso que vai além do físico; Ele nos proporciona paz e renovação para a alma.

Hoje, reserve um tempo para você. Desacelere, respire e permita que a paz de Deus entre em sua vida.

Oração

Senhor, obrigada pelo convite ao descanso em Ti. Ajuda-me a desacelerar e a encontrar alívio das minhas preocupações. Que eu possa sentir Tua paz me envolvendo e me fortalecendo. Amém.

Afirmação

Eu descanso em Deus e encontro alívio para a minha alma.

Anotações

24 Janeiro
O VALOR DA ESPERANÇA

"Essa esperança mantém segura e firme a nossa vida, assim como a âncora mantém seguro o barco."

— Hebreus 6:19

A esperança é um dos sentimentos mais poderosos que podemos cultivar em nossas vidas. Em tempos de tratamento e desafios, ela atua como uma âncora que nos mantém firmes, mesmo nas tempestades mais intensas. Quando depositamos nossa esperança em Deus, encontramos estabilidade e força para enfrentar cada dia.

A esperança nos lembra que mesmo quando tudo parece incerto há um futuro promissor à frente. Por meio da esperança, podemos visualizar a luz no fim do túnel, mesmo que ainda não a possamos ver claramente. É essa visão que nos motiva a continuar lutando e a acreditar que a cura é possível.

Hoje, reflita sobre a sua esperança. Como ela tem influenciado suas decisões e seu estado de espírito? Mantenha a esperança viva em seu coração.

Oração
Senhor, ajuda-me a manter a esperança viva dentro de mim. Que eu possa ancorar minha vida em Ti e acreditar que dias melhores estão por vir. Obrigada por ser a minha esperança. Amém.

Afirmação
A esperança em Deus é a âncora que mantém minha alma firme.

Anotações

25 Janeiro
FORTALECENDO A FÉ

"Pois o Espírito que Deus nos deu não nos torna medrosos; pelo contrário, o Espírito nos enche de poder e de amor e nos torna prudentes."

— 2 Timóteo 1:7

A fé é um presente que nos fortalece, especialmente em momentos desafiadores como o tratamento do câncer. Deus nos concede um espírito de coragem, não de medo. Esse poder nos capacita a enfrentar os desafios com amor e sabedoria, lembrando que não estamos sozinhas em nossa jornada.

Quando nos lembramos de que a fé é mais forte do que qualquer medo, encontramos força para seguir em frente. Cada pequena vitória é uma oportunidade de fortalecer nossa fé e nos aproximar de Deus. Ao invés de permitir que o medo nos paralise, vamos usar a fé como um motor para agir.

Hoje, busque fortalecer sua fé. Medite sobre as promessas de Deus e como elas podem ser um refúgio em momentos de insegurança.

Oração
Senhor, obrigada pelo espírito de coragem que me ofereces. Ajuda-me a confiar em Ti e a enfrentar os desafios com fé e amor. Que a minha vida reflita a Tua força. Amém.

Afirmação
Eu sou forte e corajosa, porque Deus é a minha força.

Anotações

26 Janeiro
O AMOR QUE CURA

"E, acima de tudo, tenham amor, pois o amor une perfeitamente todas as coisas."
— Colossenses 3:14

O amor tem um poder transformador e curador. Durante o tratamento do câncer, o amor da família, dos amigos e de Deus é o que nos sustenta e nos dá forças. Quando nos cercamos de amor, somos lembradas de que não estamos sozinhas, e isso traz conforto em meio à luta.

O amor não é apenas um sentimento; é uma ação. Ele se manifesta em gestos simples, como uma palavra de encorajamento, um abraço ou uma refeição preparada com carinho. Ao praticar o amor, tanto em receber quanto em dar, encontramos uma fonte de força e cura.

Hoje, faça algo por alguém que você ama. Deixe que o amor flua através de você e veja como isso também traz cura para seu coração.

Oração
Senhor, obrigada pelo amor que me cerca. Ajuda-me a compartilhar esse amor com os outros e a reconhecer o Teu amor em minha vida. Que eu possa ser um canal de cura para aqueles ao meu redor. Amém.

Afirmação
O amor é a força que cura e renova minha vida.

Anotações
_____
_____
_____
_____
_____
_____
_____
_____

27 Janeiro
CORAGEM NA ADVERSIDADE

"Lembre da minha ordem: 'Seja forte e corajoso! Não fique desanimado, nem tenha medo, porque eu, o Senhor, seu Deus, estarei com você em qualquer lugar para onde você for!'."

— Josué 1:9

A coragem é essencial em momentos desafiadores, especialmente quando estamos enfrentando o câncer. Muitas vezes, o medo e a incerteza podem nos paralisar, mas Deus nos encoraja a sermos fortes e corajosas. Essa força não vem de nós mesmas, mas de uma confiança profunda em Deus.

A coragem não significa que não sentiremos medo; significa que, apesar do medo, decidimos agir. Cada dia é uma nova oportunidade de mostrar coragem, seja enfrentando uma consulta médica, seja compartilhando nossos sentimentos ou buscando apoio. A presença de Deus nos dá a coragem necessária para seguirmos em frente, mesmo nas adversidades.

Hoje, reflita sobre como você pode demonstrar coragem em sua vida. Que ações você pode tomar para enfrentar seus medos?

Oração

Senhor, dá-me coragem para enfrentar cada dia com fé e determinação. Ajuda-me a lembrar que não estou sozinha, e que Tu estás comigo em cada passo. Amém.

Afirmação

Eu sou corajosa e forte, porque Deus está ao meu lado.

Anotações

28 Janeiro
O VALOR DA AMIZADE

"O amigo ama sempre e na desgraça ele se torna um irmão."
— Provérbios 17:17

A amizade é uma bênção que nos fortalece, especialmente em tempos difíceis. Durante o tratamento do câncer, é fundamental ter pessoas ao nosso lado que possam nos apoiar, ouvir e oferecer amor incondicional. Amigos verdadeiros são como irmãos, sempre prontos a nos ajudar nos momentos de necessidade.

Cultivar amizades saudáveis e significativas nos ajuda a enfrentar os desafios da vida. O amor e o apoio dos amigos podem trazer conforto e alegria, mesmo nos dias mais sombrios. Ao abrirmos nossos corações para as amizades, criamos um espaço em que o amor pode prosperar.

Hoje, faça algo especial por um amigo. Demonstre seu amor e sua gratidão por aqueles que estão ao seu lado nessa jornada.

Oração
Senhor, agradeço pelos amigos que me cercam. Ajuda-me a ser uma boa amiga e a valorizar cada relacionamento em minha vida. Que eu possa retribuir o amor que recebo. Amém.

Afirmação
Minhas amizades são um presente que traz alegria e força à minha vida.

Anotações

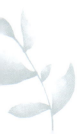
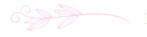
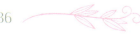

29 Janeiro
A FORÇA DO PERDÃO

"Não fiquem irritados uns com os outros e perdoem uns aos outros, caso alguém tenha alguma queixa contra outra pessoa. Assim como o Senhor perdoou vocês, perdoem uns aos outros."
— Colossenses 3:13

O perdão é uma das maiores expressões de amor que podemos oferecer. Durante o tratamento do câncer, é comum que emoções intensas, como raiva e frustração, surjam. No entanto, guardar ressentimentos pode ser prejudicial para a nossa saúde emocional e física. O ato de perdoar nos liberta e nos permite viver com mais leveza.

Quando perdoamos, não libertamos apenas os outros, mas também a nós mesmas. O perdão traz paz ao coração e permite que a alegria entre em nossas vidas. Lembre-se de que perdoar não significa esquecer, mas escolher não deixar que a dor do passado nos defina.

Hoje, pense em alguém que você precisa perdoar. Libere esse peso e permita que o amor flua livremente em sua vida.

Oração
Senhor, ajuda-me a perdoar aqueles que me feriram. Que eu possa deixar para trás o que pesa e abraçar a liberdade que vem do perdão. Amém.

Afirmação
Eu libero o perdão e abraço a paz em meu coração.

Anotações
___
___
___
___
___
___
___
___

30 Janeiro
A LUZ DA ESPERANÇA

*"Por que estou tão triste? Por que estou tão aflito?
Eu porei a minha esperança em Deus e ainda o louvarei.
Ele é o meu Salvador e o meu Deus."*

— Salmos 43:5

A esperança é uma luz que brilha mesmo nas noites mais escuras. Durante o tratamento do câncer, pode haver momentos em que tudo parece desolador, mas é precisamente nesses momentos que precisamos nos apegar à esperança. Ela nos dá força para continuar lutando, acreditando que há um futuro melhor à frente.

Cultivar a esperança requer prática. Pode ser por meio da oração, da meditação nas promessas de Deus ou do apoio de entes queridos. É importante lembrar que a esperança não é uma negação da realidade, mas uma escolha de acreditar que dias melhores virão.

Hoje, dedique um momento para refletir sobre suas esperanças. O que você deseja para o futuro? Como pode alimentar essa esperança?

Oração
Senhor, obrigada pela esperança que ilumina meu caminho. Ajuda-me a ver a luz mesmo nas situações mais difíceis e a acreditar que Tu tens um plano para minha vida. Amém.

Afirmação
A esperança é a luz que ilumina meu caminho para a cura e para a vitória.

Anotações

_____
_____
_____
_____
_____
_____
_____

31 Janeiro
A IMPORTÂNCIA DE CELEBRAR

"Entrem pelos portões do Templo com ações de graças, entrem nos seus pátios com louvor. Louvem a Deus e sejam agradecidos a ele."
— Salmos 100:4

Celebrar a vida, mesmo em tempos desafiadores, é uma maneira de mostrar gratidão pelas bênçãos que recebemos. Durante o tratamento do câncer, é fácil se concentrar nas dificuldades, mas precisamos lembrar de celebrar as pequenas vitórias e os momentos de alegria. Cada dia é uma oportunidade de agradecer e festejar as conquistas, não importa quão pequenas sejam.

As celebrações nos ajudam a manter uma perspectiva positiva e nos lembram de que a vida é um presente. Ao reunir amigos e familiares, criamos memórias que aquecem o coração e nos fortalecem para os desafios à frente.

Hoje, encontre uma maneira de celebrar sua vida. Pode ser um pequeno gesto, como um jantar especial ou um momento de gratidão. Deixe que a alegria preencha seu coração.

Oração
Senhor, ajuda-me a ver as bênçãos em cada dia e a celebrar a vida. Que eu possa viver com alegria e gratidão, reconhecendo o Teu amor em minha jornada. Amém.

Afirmação
Eu celebro a vida e sou grata pelas bênçãos que me cercam.

Anotações

1 Fevereiro
A FORÇA DA ORAÇÃO

"Orem sempre."
— 1 Tessalonicenses 5:17

A oração é uma poderosa ferramenta que nos conecta a Deus e nos fortalece em tempos difíceis. Quando enfrentamos o câncer, é comum sentirmos a necessidade de apoio e encorajamento. A oração nos permite buscar esse apoio, nos colocando na presença de Deus, que é sempre amoroso e compreensivo.

Orar não é apenas falar com Deus, mas também ouvir Sua voz. Por meio da oração encontramos paz em meio ao caos e renovamos nossa força para enfrentar cada dia. É importante reservar um tempo diariamente para se conectar com Deus, compartilhar suas preocupações e agradecer por Suas bênçãos.

Hoje, dedique alguns minutos para orar. Pergunte a Deus o que Ele deseja que você saiba e esteja aberta para ouvir Sua orientação.

Oração
Senhor, ensina-me a orar com sinceridade e persistência. Que eu possa sentir a Tua presença em cada oração e encontrar força em Ti. Amém.

Afirmação
Eu sou fortalecida pela oração e confio na presença de Deus em minha vida.

Anotações

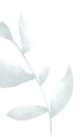
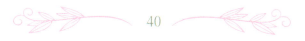

2 Fevereiro
VIVER NO PRESENTE

"Por isso, não fiquem preocupados com o dia de amanhã, pois o dia de amanhã trará as suas próprias preocupações. Para cada dia bastam as suas próprias dificuldades."

— Mateus 6:34

Viver no presente é um desafio, especialmente quando lidamos com a incerteza do tratamento do câncer. Nossos pensamentos muitas vezes se preocupam com o futuro, com os exames e com as possibilidades. No entanto, a Bíblia nos ensina a focar no hoje, no que podemos controlar agora.

Quando nos concentramos no presente, conseguimos apreciar as pequenas coisas da vida: um sorriso, um momento de carinho, ou até mesmo um pôr do sol. Esses momentos são preciosos e nos ajudam a encontrar alegria, mesmo em meio aos desafios. A gratidão pelo agora nos permite viver com mais leveza e esperança.

Hoje, pratique a presença. Tire um tempo para observar e valorizar os momentos simples que trazem alegria ao seu dia.

Oração
Senhor, ajuda-me a viver no presente e a apreciar cada momento. Que eu possa confiar em Ti para o futuro e encontrar paz no agora. Amém.

Afirmação
Eu vivo o presente com gratidão e alegria, confiando que Deus está no controle.

Anotações

3 Fevereiro
A IMPORTÂNCIA DO CUIDADO PESSOAL

"Ame os outros como você ama a você mesmo."
— Marcos 12:31

Cuidar de si mesma é uma parte essencial da jornada de enfrentamento do câncer. Muitas vezes, focamos tanto em tratar a doença que nos esquecemos de cuidar de nosso bem-estar emocional e físico. A Bíblia nos lembra da importância de amar a nós mesmas, assim como amamos os outros.

Isso significa reservar um tempo para relaxar, fazer atividades que gostamos e nutrir nosso corpo e nossa mente. O autocuidado não é um ato egoísta; é uma maneira de nos fortalecermos para enfrentar os desafios que temos pela frente. Ao nos amarmos e nos cuidarmos, criamos uma base sólida para lidar com a adversidade.

Hoje, planeje algo que faça você se sentir bem. Pode ser um banho relaxante, uma caminhada ao ar livre ou simplesmente um momento de leitura.

Oração
Senhor, ajuda-me a valorizar o autocuidado em minha vida. Que eu possa cuidar de mim mesma como uma forma de honrar o corpo que me deste. Amém.

Afirmação
Eu me cuido com amor e respeito, pois meu corpo é um templo do Espírito Santo.

Anotações

4 Fevereiro
ENCONTRANDO ALEGRIA NAS PEQUENAS COISAS

"Estejam sempre alegres."
— 1 Tessalonicenses 5:16

Em tempos difíceis, pode ser um desafio encontrar alegria. No entanto, as pequenas coisas da vida podem nos trazer grandes alegrias. O sorriso de um amigo, o cheiro de café fresco, ou a beleza de uma flor podem iluminar nosso dia e nos lembrar de que a felicidade está ao nosso alcance.

A alegria é uma escolha. Ao decidirmos olhar o lado positivo das situações e valorizar os momentos simples, encontramos razões para sorrir, mesmo quando as circunstâncias são desafiadoras. Essa mudança de perspectiva nos ajuda a lidar com as dificuldades de forma mais leve.

Hoje, procure pequenas alegrias ao seu redor. Anote o que trouxe um sorriso ao seu rosto e agradeça a Deus por essas bênçãos.

Oração
Senhor, ajuda-me a encontrar alegria nas pequenas coisas. Que eu possa apreciar cada momento e ver a Tua bondade ao meu redor. Amém.

Afirmação
Eu escolho a alegria e a gratidão em cada dia da minha vida.

Anotações

5 Fevereiro
A IMPORTÂNCIA DE PEDIR AJUDA

"Ajudem uns aos outros e assim vocês estarão obedecendo à lei de Cristo."

— Gálatas 6:2

Pedir ajuda pode ser um desafio, mas é uma parte vital do nosso processo de cura. Muitas vezes, sentimos que devemos ser fortes e enfrentar tudo sozinhas, mas a verdade é que todos precisam de apoio em algum momento. A Bíblia nos encoraja a carregar os fardos uns dos outros, mostrando a importância da comunidade.

Quando compartilhamos nossas lutas e buscamos ajuda, não apenas encontramos alívio, mas também fortalecemos nossos relacionamentos. Isso nos lembra de que não estamos sozinhas nessa jornada e que há pessoas dispostas a nos apoiar.

Hoje, considere alguém com quem você possa compartilhar suas preocupações ou a quem pedir ajuda. Não hesite em abrir seu coração.

Oração
Senhor, ajuda-me a reconhecer quando preciso de ajuda e a ter coragem para pedir. Que eu possa ser um apoio para os outros também. Amém.

Afirmação
Eu sou forte quando aceito ajuda e apoio dos outros.

Anotações
_____
_____
_____
_____
_____
_____
_____

6 Fevereiro
A FORÇA DO AMOR

"Quem ama é paciente e bondoso."
— 1 Coríntios 13:4

O amor é uma força poderosa que nos sustenta em momentos de dificuldade. Ele nos envolve, nos encoraja e nos dá forças para enfrentar desafios. Quando estamos em tratamento, sentir o amor de amigos e familiares pode fazer toda a diferença em nossa jornada. O amor nos lembra de que não estamos sozinhas.

Cultivar o amor em nossas vidas significa também ser gentil com nós mesmas. Devemos nos permitir sentir e expressar amor, mesmo em meio à dor. Isso nos ajuda a nos curar e a nos reconectar com o que realmente importa: os relacionamentos e a fé.

Hoje, faça algo especial para alguém que você ama e permita-se sentir a profundidade do amor que a rodeia.

Oração
Senhor, ajuda-me a viver e a compartilhar o amor em minha vida. Que eu possa ser um canal de Teu amor para os outros. Amém.

Afirmação
Eu sou cercada pelo amor de Deus e das pessoas ao meu redor.

Anotações
_____
_____
_____
_____
_____
_____
_____
_____

7 Fevereiro
A ESPERANÇA É FUNDAMENTAL

"Essa esperança mantém segura e firme a nossa vida, assim como a âncora mantém seguro o barco."

— Hebreus 6:19

A esperança é como uma âncora que nos mantém firmes em meio às tempestades da vida. Em tempos de incerteza, é normal se sentir perdida, mas a esperança nos dá a certeza de que dias melhores virão. Ela nos inspira a continuar lutando e nos ajuda a olhar além das dificuldades.

Quando cultivamos a esperança, criamos um espaço para a fé crescer em nossos corações. É essa esperança que nos impulsiona a buscar tratamento, a acreditar na cura e a confiar que Deus está conosco em cada passo da jornada.

Hoje, reflita sobre o que traz esperança ao seu coração. Escreva isso em seu diário e ore pedindo que essa esperança cresça dentro de você.

Oração
Senhor, fortalece a minha esperança. Que eu possa ver as promessas que tens para minha vida e confiar em Teus planos. Amém.

Afirmação
Eu sou cheia de esperança e acredito que coisas boas estão por vir.

Anotações

_____
_____
_____
_____
_____
_____
_____

8 Fevereiro
O PODER DO PERDÃO

"Assim como o Senhor perdoou vocês, perdoem uns aos outros."
— Colossenses 3:13

O perdão é uma escolha que liberamos não apenas para os outros, mas também para nós mesmas. Guardar mágoas pode pesar emocionalmente e dificultar nossa recuperação. O ato de perdoar é um presente que damos a nós mesmas, pois nos permite seguir em frente.

Perdoar não significa esquecer, mas liberar o peso que carregamos. Ao perdoar, encontramos paz e espaço para amor e alegria em nossos corações. Isso se torna ainda mais importante durante o tratamento do câncer, quando precisamos de toda a força emocional disponível.

Hoje, pense em alguém que você precisa perdoar e faça uma oração pedindo a Deus que te ajude nesse processo.

Oração
Senhor, ajuda-me a perdoar aqueles que me feriram. Que eu possa encontrar paz em meu coração ao liberar essas mágoas. Amém.

Afirmação
Eu sou livre para perdoar e encontrar paz em meu coração.

Anotações

9 Fevereiro
A IMPORTÂNCIA DO DESCANSO

"Deus disse: — Eu irei com você e lhe darei a vitória."
— Êxodo 33:14

O descanso é essencial para a nossa recuperação e nosso bem-estar. Em meio ao tratamento do câncer é fácil se sentir sobrecarregada. No entanto, Deus nos convida a descansar nEle, a confiar que Ele está no controle. O descanso nos reenergiza e nos prepara para os desafios que ainda virão.

Reservar um tempo para descansar não é sinal de fraqueza, mas de sabedoria. Ao nos permitirmos momentos de pausa, podemos encontrar clareza e renovação. Aproveite esses momentos para se conectar com Deus, ler Sua Palavra e meditar.

Hoje, planeje um momento de descanso para si mesma. Pode ser um tempo para relaxar, fazer uma atividade que você goste ou simplesmente ficar em silêncio.

Oração
Senhor, ensina-me a valorizar o descanso em minha vida. Que eu possa encontrar renovação em Ti. Amém.

Afirmação
Eu mereço descanso e encontro paz na presença de Deus.

Anotações
_____
_____
_____
_____
_____
_____
_____
_____

10 Fevereiro
A FÉ É A NOSSA LUZ

"A fé é a certeza de que vamos receber as coisas que esperamos e a prova de que existem coisas que não podemos ver."
— Hebreus 11:1

A fé é a luz que nos guia em momentos de escuridão. Quando a jornada se torna difícil, é a fé que nos mantém firmes, acreditando que há esperança e um propósito em tudo que enfrentamos. A fé nos permite ver além das circunstâncias e confiar que Deus está trabalhando em nossas vidas.

Cada passo que damos na fé nos aproxima de um futuro melhor. Por meio da fé encontramos coragem para enfrentar os desafios do câncer e acreditamos na possibilidade de cura e renovação.

Hoje, reserve um momento para refletir sobre as promessas de Deus e como a fé pode iluminar seu caminho.

Oração
Senhor, fortalece a minha fé em Ti. Que eu possa confiar em Teus planos e em Tuas promessas para minha vida. Amém.

Afirmação
Eu ando na luz da fé e confio que Deus tem um plano para mim.

Anotações

11 Fevereiro
A BELEZA DA AMIZADE

"O amigo ama sempre e na desgraça ele se torna um irmão."
— Provérbios 17:17

As amizades são um presente precioso que nos enriquece em momentos difíceis. Quando enfrentamos o câncer, ter amigos ao nosso lado faz toda a diferença. Eles nos oferecem apoio, amor e risadas, que são essenciais para nossa saúde emocional.

Cultivar amizades verdadeiras exige tempo e esforço, mas as recompensas são valiosas. As conexões que formamos nos ajudam a sentir que não estamos sozinhas na luta e que podemos contar com aqueles que amamos.

Hoje, entre em contato com uma amiga e compartilhe um momento especial. Pode ser um simples telefonema, uma mensagem ou até um encontro.

Oração
Senhor, agradeço pelas amizades que colocaste em minha vida. Que eu possa valorizar e cuidar dessas relações. Amém.

Afirmação
Eu sou grata pelas amizades que me cercam e trago amor e apoio a elas.

Anotações

12 Fevereiro
A IMPORTÂNCIA DE SONHAR

"As pessoas podem fazer seus planos, porém é o Senhor Deus quem dá a última palavra."

— Provérbios 16:1

Sonhar é essencial para nos manter motivadas e focadas no futuro. Mesmo em meio ao tratamento, é importante ter planos e objetivos que desejamos alcançar. Nossos sonhos nos impulsionam a buscar a cura e a renovação, nos lembrando de que a vida é cheia de possibilidades.

Quando sonhamos, também entregamos esses sonhos a Deus, confiando que Ele guiará nossos passos. A fé e a esperança caminham juntas, e os nossos sonhos podem se transformar em realidade quando estamos abertas a novas oportunidades.

Hoje, reserve um tempo para escrever seus sonhos e suas metas. Ore por cada um deles e confie que Deus está ouvindo.

Oração
Senhor, ajuda-me a sonhar e a ter fé nos planos que tens para mim. Que eu possa seguir meus sonhos com coragem. Amém.

Afirmação
Meus sonhos são possíveis e Deus está ao meu lado, guiando-me em cada passo.

Anotações

13 Fevereiro
A CURA ATRAVÉS DO AMOR

"Quem está unido com Cristo é uma nova pessoa; acabou-se o que era velho, e já chegou o que é novo."
— 2 Coríntios 5:17

A cura não se limita ao físico; ela também acontece em nosso interior. O amor é uma das forças mais poderosas que nos transforma e nos ajuda a enfrentar os desafios da vida. Quando sentimos amor – por nós mesmas, por Deus e pelos outros –, encontramos um caminho para a cura.

Esse amor nos motiva a cuidar de nós mesmas e a buscar o tratamento adequado, nos lembrando de que somos dignas de amor e cuidado. Por meio do amor, podemos nos reerguer e redescobrir a beleza da vida, mesmo em tempos de luta.

Hoje, escreva uma carta de amor a si mesma. Reforce suas qualidades e lembre-se de que você é digna de amor e respeito.

Oração

Senhor, que eu possa sentir Teu amor em minha vida e compartilhar esse amor com os outros. Ajuda-me a ver a beleza em mim mesma e a me tratar com carinho. Amém.

Afirmação

Eu sou amada e sou uma nova criação em Cristo.

Anotações

14 Fevereiro
O APOIO DOS AMIGOS

"O amigo ama sempre e na desgraça se torna um irmão."
— Provérbios 17:7

Amigos são um suporte valioso em momentos difíceis. Quando enfrentamos o câncer, é essencial ter pessoas ao nosso redor que nos apoiem. Isso pode incluir familiares, amigos, grupos de apoio e até mesmo nossa igreja. Cada um pode oferecer uma perspectiva única e encorajamento.

Essa força é encontrada na união de corações e mentes que se preocupam genuinamente com o nosso bem-estar. Esse apoio mútuo não só alivia o fardo, como também nos lembra de que não estamos sozinhas em nossa luta.

Hoje, dedique um tempo para agradecer às pessoas que estão ao seu lado. Expresse sua gratidão e valorize essas relações.

Oração
Senhor, agradeço pelas pessoas que estão em minha vida. Que eu possa ser uma fonte de apoio e amor para elas, assim como elas são para mim. Amém.

Afirmação
Eu sou parte de uma comunidade amorosa e solidária.

Anotações

_____
_____
_____
_____
_____
_____
_____

15 Fevereiro
A CORAGEM PARA CONTINUAR

"Lembre da minha ordem: 'Seja forte e corajoso! Não fique desanimado, nem tenha medo, porque eu, o Senhor, seu Deus, estarei com você em qualquer lugar para onde você for!'."
— Josué 1:9

Ter coragem não significa não sentir medo. Significa seguir em frente apesar do medo. O tratamento do câncer pode ser assustador, mas é preciso lembrar que Deus está conosco em cada passo da jornada. Ele nos dá a força necessária para enfrentar desafios e continuar lutando.

A coragem nos ajuda a aceitar as mudanças e a enfrentar a realidade do tratamento. Cada pequeno passo que damos é uma demonstração de nossa força e nossa determinação. Lembre-se de que, mesmo nas dificuldades, você é mais forte do que imagina.

Hoje, identifique algo que você teme e dê um pequeno passo para enfrentá-lo. Deixe que a coragem de Deus te guie.

Oração
Senhor, dá-me coragem para enfrentar cada dia e cada desafio que vier. Que eu possa confiar em Tua presença ao meu lado. Amém.

Afirmação
Eu sou forte e corajosa, e enfrento cada desafio com fé.

Anotações
_____
_____
_____
_____
_____
_____
_____

16 Fevereiro
A BELEZA DA GRATIDÃO

"E sejam agradecidos a Deus em todas as ocasiões. Isso é o que Deus quer de vocês por estarem unidos com Cristo Jesus."
— 1 Tessalonicenses 5:18

A gratidão é uma prática que transforma nosso olhar sobre a vida. Mesmo em meio a dificuldades, quando escolhemos ver o lado bom das coisas, encontramos paz e alegria. A gratidão nos ajuda a focar no que temos ao invés de nos preocuparmos com o que nos falta, e isso pode ser profundamente curador.

Sermos gratas nos permite celebrarmos as pequenas vitórias, mesmo em momentos desafiadores. Ao cultivarmos um coração agradecido, atraímos mais bênçãos e amor para nossas vidas.

Hoje, faça uma lista de coisas pelas quais você é grata. Inclua até mesmo os pequenos detalhes que fazem sua vida especial.

Oração
Senhor, agradeço por todas as bênçãos que tens me dado, mesmo nas dificuldades. Que eu possa sempre ver o bem em cada dia. Amém.

Afirmação
Eu sou grata por tudo que tenho e vejo beleza em cada dia.

Anotações
_____
_____
_____
_____
_____
_____
_____
_____

17 Fevereiro
A IMPORTÂNCIA DA PACIÊNCIA

"Que a esperança que vocês têm os mantenha alegres; aguentem com paciência os sofrimentos e orem sempre."
— Romanos 12:12

A paciência é uma virtude que muitas vezes é desafiada, especialmente durante o tratamento do câncer. É um processo que requer tempo e muitas vezes vem com incertezas. Aprender a ser paciente com nós mesmas é essencial para a nossa saúde mental e emocional.

Quando somos pacientes, abrimos espaço para o crescimento e para a cura. Cada dia traz novas lições e oportunidades. É importante lembrar que Deus está trabalhando em nós e por nós, mesmo quando não podemos ver o resultado imediato.

Hoje, pratique a paciência. Quando sentir a ansiedade crescer, respire fundo e confie que tudo acontece em seu tempo.

Oração
Senhor, ensina-me a ser paciente em minha jornada. Ajuda-me a confiar em Teus planos e a esperar pelo Teu tempo. Amém.

Afirmação
Eu sou paciente e confio no tempo de Deus para minha vida.

Anotações

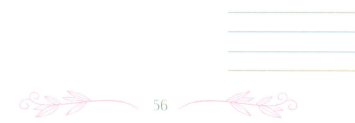

18 Fevereiro
A LUZ DA ESPERANÇA

"Pois eu sei que o meu defensor vive."

— Jó 19:25

A esperança é como uma luz que brilha em meio à escuridão. Nos momentos mais difíceis, ela nos lembra que não estamos sozinhas e que há um propósito maior em nossas vidas. Mesmo quando as circunstâncias parecem desafiadoras, podemos confiar que Deus está conosco.

É nessa luz de esperança que encontramos a força para continuar. A fé de que um novo dia trará novas possibilidades nos encoraja a enfrentar o amanhã com coragem e amor.

Hoje, reflita sobre as áreas da sua vida em que você precisa de esperança e entregue-as a Deus. Ele está pronto para renovar sua fé.

Oração
Senhor, que a esperança ilumine meu caminho. Ajuda-me a confiar que Tu tens um plano para mim, mesmo em tempos difíceis. Amém.

Afirmação
Eu carrego a luz da esperança em meu coração e confio no plano de Deus para minha vida.

Anotações

_____
_____
_____
_____
_____
_____

19 Fevereiro
A FORÇA DO SILÊNCIO

"Parem de lutar e fiquem sabendo que eu sou Deus."
— Salmos 46:10

Em meio ao caos e à agitação da vida, o silêncio pode ser uma fonte de força e renovação. Quando tiramos um tempo para nos aquietar, podemos ouvir a voz de Deus, que nos guia e nos conforta. Esse momento de tranquilidade é essencial para nossa saúde emocional.

O silêncio nos permite refletir sobre nossas emoções e nos conectar com Deus em um nível mais profundo. Ele nos dá clareza e paz em meio às tempestades da vida.

Hoje, reserve um momento para se aquietar. Desconecte-se das distrações e permita que a paz de Deus preencha seu coração.

Oração
Senhor, ajuda-me a encontrar momentos de silêncio e paz em minha vida. Que eu possa ouvir Tua voz e sentir Tua presença. Amém.

Afirmação
Eu encontro força no silêncio e paz na presença de Deus.

Anotações

_____
_____
_____
_____
_____
_____
_____
_____

20 Fevereiro

A ALEGRIA DE VIVER

> *"Este é o dia da vitória de Deus, o Senhor; que seja para nós um dia de felicidade e alegria!"*
>
> — Salmos 118:24

A vida é um presente precioso, e mesmo em meio a desafios podemos escolher ver a beleza que nos cerca. A alegria é uma escolha diária que nos convida a celebrar os momentos simples e a agradecer pelas bênçãos que recebemos.

Cultivar a alegria nos ajuda a enfrentar os dias difíceis com uma perspectiva renovada. Ela nos fortalece e nos inspira a continuar lutando, mesmo quando as coisas parecem desmoronar.

Hoje, encontre uma razão para sorrir e celebre a vida. Pode ser uma memória feliz, um momento com alguém especial ou uma simples apreciação da natureza ao seu redor.

Oração

Senhor, agradeço pela vida e pelas alegrias que me dás. Ajuda-me a celebrar cada dia como um presente.

Afirmação

Eu sou forte e cheia de esperança, mesmo nos momentos difíceis.

Anotações

21 Fevereiro
A CORAGEM DE SER VULNERÁVEL

"A alegria que o Senhor dá fará com que vocês fiquem fortes."
— Neemias 8:10

Ser vulnerável é um ato de coragem. Muitas vezes, temos medo de mostrar nossas fraquezas, mas é na vulnerabilidade que encontramos conexão e autenticidade. Quando admitimos nossas lutas e nossas dores, abrimos espaço para que os outros nos apoiem e compartilhem suas próprias experiências.

Essa troca é vital, especialmente quando enfrentamos o câncer. Ao sermos honestas sobre o que sentimos, encontramos força em nossos relacionamentos e na bondade de Deus. Ele nos fortalece em nossas fraquezas e nos dá a coragem necessária para seguir em frente.

Hoje, permita-se ser vulnerável. Compartilhe seus sentimentos com alguém em quem confia e veja como isso pode aliviar o peso que carrega.

Oração
Senhor, ajuda-me a ser corajosa e a abrir meu coração. Que eu possa encontrar força na vulnerabilidade e apoio nas minhas relações. Amém.

Afirmação
Eu sou corajosa em minha vulnerabilidade e confio na força que Deus me dá.

Anotações

_____
_____
_____
_____
_____
_____
_____
_____

22 Fevereiro
A NECESSIDADE DE CUIDAR DE SI MESMA

"Ame os outros como você ama a você mesmo."
— Mateus 22:39

Cuidar de si mesma é um ato de amor e respeito. Muitas vezes, especialmente durante o tratamento do câncer, podemos negligenciar nossas próprias necessidades em favor dos outros. É bom trazermos à memória o que a Bíblia diz sobre a importância de amar a nós mesmas, assim como amamos aos outros.

Quando cuidamos de nós mesmas, renovamos nossas forças e nos preparamos para enfrentar os desafios que surgem. Isso pode incluir momentos de descanso, alimentação saudável, exercícios e até mesmo a busca de apoio emocional.

Hoje, reserve um tempo para cuidar de si mesma. Faça algo que te traga alegria e paz, e lembre-se de que você é digna desse cuidado.

Oração
Senhor, ajuda-me a cuidar de mim mesma e a lembrar da importância do autocuidado. Que eu possa me amar e valorizar meu bem-estar. Amém.

Afirmação
Eu cuido de mim mesma com amor e respeito, sabendo que sou digna de atenção e cuidado.

Anotações

23 Fevereiro
O PODER DA PALAVRA

"As palavras dos sábios são como pregos bem-pregados."
— Eclesiastes 12:11

As palavras têm o poder de edificar ou derrubar. O que dizemos a nós mesmos e aos outros pode impactar profundamente nossa saúde emocional. Durante o tratamento do câncer, é essencial escolher palavras que inspirem força, esperança e amor.

Ao falar palavras positivas e encorajadoras, criamos um ambiente mais saudável para nós e para aqueles ao nosso redor. Agradeça a Deus por cada palavra que pode trazer vida e conforto em momentos difíceis.

Hoje, preste atenção nas palavras que usa. Pratique falar palavras de encorajamento para si mesma e para os outros.

Oração

Senhor, ajuda-me a usar palavras que edifiquem e tragam esperança. Que eu possa ser uma fonte de encorajamento para mim e para os outros. Amém.

Afirmação

Minhas palavras são poderosas e levo encorajamento e amor aonde quer que eu vá.

Anotações

_____
_____
_____
_____
_____
_____
_____
_____

24 Fevereiro
A IMPORTÂNCIA DA ACEITAÇÃO

"Mas o Senhor disse: — Não se impressione com a aparência nem com a altura deste homem. Eu o rejeitei porque não julgo como as pessoas julgam. Elas olham para a aparência, mas eu vejo o coração."
— 1 Samuel 16:7

Aceitar a nossa realidade é um passo importante em nossa jornada de cura. O tratamento do câncer pode trazer mudanças que são difíceis de aceitar, mas quando olhamos além das aparências e buscamos a essência do que somos, encontramos paz.

Aceitar a situação não significa desistir, mas reconhecer a verdade e encontrar força dentro de nós. Deus vê nosso coração e nos ama de modo incondicional, independentemente das circunstâncias externas.

Hoje, reflita sobre o que precisa aceitar em sua vida e peça a Deus que te ajude nesse processo.

Oração
Senhor, ajuda-me a aceitar as mudanças que estou enfrentando. Que eu possa encontrar paz em Ti e confiar que Tua vontade é sempre boa. Amém.

Afirmação
Eu aceito minha realidade com confiança em Deus e busco paz em cada situação.

Anotações

25 Fevereiro
A SABEDORIA DE BUSCAR AJUDA

"Portanto, animem e ajudem uns aos outros, como vocês têm feito até agora."
— 1 Tessalonicenses 5:11

Buscar ajuda é um sinal de força, não de fraqueza. Durante o tratamento do câncer, é vital ter apoio emocional e prático. Seja por meio de amigos, familiares, terapeutas, seja de grupos de apoio, não precisamos enfrentar essa jornada sozinhas.

Deus nos criou para vivermos em comunidade, e é na partilha de nossas lutas que encontramos força e consolo. Ao buscarmos ajuda, também oferecemos a oportunidade de outros serem instrumentos de Deus em nossa vida.

Hoje, pense em alguém que você pode procurar para compartilhar seus sentimentos ou pedir apoio. Não hesite em abrir seu coração.

Oração
Senhor, ajuda-me a buscar a ajuda de que preciso e a estar aberta ao apoio dos outros. Que eu possa ser uma fonte de apoio para quem precisa também. Amém.

Afirmação
Eu sou forte ao buscar ajuda e valorizo as conexões que tenho.

Anotações

26 Fevereiro
O VALOR DA PERSISTÊNCIA

"Não nos cansemos de fazer o bem. Pois, se não desanimarmos, chegará o tempo certo em que faremos a colheita."
— Gálatas 6:9

A persistência é uma qualidade essencial em nossa jornada. Durante o tratamento do câncer, pode haver momentos de desânimo e cansaço, mas é importante lembrar que cada pequeno passo conta. Persistir na fé e na luta nos aproxima da cura e da realização de nossos objetivos.

Deus nos encoraja a não desistir, pois Ele está ao nosso lado, dando-nos força em cada desafio. Cada esforço que fazemos é uma semeadura que, com o tempo, dará frutos.

Hoje, faça uma lista de pequenas ações que você pode tomar para continuar avançando em sua jornada. Escolha uma e coloque em prática.

Oração
Senhor, dá-me a força para persistir em minha jornada. Que eu possa confiar que, com paciência, colheremos os frutos de nossas ações. Amém.

Afirmação
Eu persisto na minha jornada com fé e determinação, sabendo que Deus está comigo.

Anotações
_____
_____
_____
_____
_____
_____
_____

27 Fevereiro
A GRAÇA DO PERDÃO

"Assim como o Senhor perdoou vocês, perdoem uns aos outros."
— Colossenses 3:13

Perdoar é um ato de libertação que traz cura para o nosso coração. Durante tempos difíceis é fácil acumular ressentimentos e mágoas. No entanto, o perdão nos permite liberar esse peso e viver com mais leveza.

Quando perdoamos, não apenas libertamos os outros, mas também a nós mesmas. É um presente que nos damos, promovendo paz interior e reconciliação. Lembre-se de que o perdão é um processo e cada passo que damos nesse caminho é valioso.

Hoje, pense em alguém que você precisa perdoar e faça uma oração pedindo a Deus que te ajude nesse processo.

Oração
Senhor, ajuda-me a perdoar aqueles que me feriram. Que eu possa encontrar paz ao liberar essas mágoas e seguir em frente. Amém.

Afirmação
Eu sou livre para perdoar e encontrar paz em meu coração.

Anotações
_____
_____
_____
_____
_____
_____
_____

28 Fevereiro
O VALOR DO TEMPO

"Tudo neste mundo tem o seu tempo; cada coisa tem a sua ocasião."
— Eclesiastes 3:1

O tempo é um presente que nos foi dado para ser valorizado. Em nossa jornada de tratamento pode ser fácil sentir que o tempo é um adversário, mas devemos lembrar que cada momento é uma oportunidade de aprendizado e crescimento.

Cada fase da jornada traz lições únicas e oportunidades para nos aproximarmos de Deus. Ele nos convida a aproveitar cada dia, mesmo nas dificuldades, sabendo que tudo tem seu tempo e seu propósito.

Hoje, reflita sobre como você pode valorizar o seu tempo. Considere como pode usá-lo para se conectar com Deus e com as pessoas que ama.

Oração
Senhor, ajuda-me a valorizar cada momento e a encontrar alegria nas pequenas coisas. Que eu possa usar meu tempo para Te servir e amar. Amém.

Afirmação
Eu valorizo cada momento que tenho.

Anotações

29 Fevereiro
RENOVAÇÃO A CADA DIA

"O amor do Senhor Deus não se acaba, e a sua bondade não tem fim."
— Lamentações 3:22

A cada novo dia temos a oportunidade de renovar nossa esperança e nossa força. O câncer pode trazer incertezas e desafios, mas a fidelidade de Deus nunca muda. Ele está conosco em cada momento, oferecendo Sua misericórdia e Seu amor.

Quando nos deparamos com dificuldades, é importante lembrar que, independentemente do que enfrentamos, podemos sempre recomeçar. Cada dia é um presente que nos permite fazer novas escolhas e buscar a cura, tanto física quanto emocional.

Hoje, reflita sobre as novas oportunidades que estão à sua frente. O que você gostaria de renovar em sua vida? Como pode se abrir para as possibilidades que Deus tem para você?

Oração
Senhor, agradeço por Teus novos começos a cada dia. Ajuda-me a renovar minhas esperanças e a confiar em Teu amor constante. Amém.

Afirmação
A cada dia eu renovo minhas esperanças e confio nas misericórdias de Deus.

Anotações

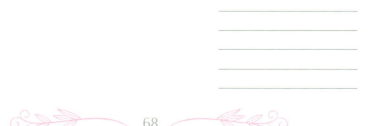

1 Março
A LUZ QUE BRILHA EM NÓS

"— Vocês são a luz para o mundo. Não se pode esconder uma cidade construída sobre um monte."

— Mateus 5:14

Mesmo em meio a dificuldades, a luz que brilha dentro de nós nunca deve ser apagada. Como mulheres que enfrentam o câncer de mama, temos a oportunidade de sermos luz na vida de outras pessoas, compartilhando nossas histórias de luta, fé e superação. Nossa experiência pode inspirar e trazer esperança a quem está passando por momentos difíceis.

A luz que temos é o amor de Deus, que nos guia e fortalece. Ele nos capacita a enfrentarmos os desafios, e ao fazermos isso iluminamos o caminho para outras pessoas que também lutam. Lembre-se de que você é uma fonte de luz.

Hoje, pense em como pode compartilhar sua luz com alguém que precisa de encorajamento.

Oração
Senhor, ajuda-me a brilhar com Tua luz, mesmo em momentos de escuridão. Que eu possa ser uma fonte de esperança para os outros. Amém.

Afirmação
Eu sou luz no mundo e trago esperança a quem me rodeia.

Anotações

_____
_____
_____
_____
_____
_____
_____
_____

2 Março
A FORÇA DA COMUNIDADE

"Sem conselhos os planos fracassam, mas com muitos conselheiros há sucesso."

— Provérbios 15:22

A força da comunidade é fundamental na nossa jornada. Quando enfrentamos o câncer, ter uma rede de apoio pode fazer toda a diferença. Compartilhar nossas lutas, vitórias e desafios com outras pessoas cria laços que nos sustentam e encorajam.

Deus nos deu a sabedoria para buscarmos conselhos e apoio uns dos outros. Não hesite em abrir seu coração e contar com a ajuda de amigos, familiares ou grupos de apoio. Juntas, somos mais fortes e podemos enfrentar qualquer desafio que a vida nos apresente.

Hoje, considere como você pode fortalecer sua comunidade e ser um apoio para alguém que precisa.

Oração

Senhor, agradeço pela comunidade que me rodeia. Ajuda-me a buscar e a oferecer apoio em minha jornada. Amém.

Afirmação

Eu sou parte de uma comunidade forte e unida, e juntas superamos desafios.

Anotações

_____
_____
_____
_____
_____
_____
_____
_____

3 Março
O VALOR DO DESCANSO

"— Venham a mim, todos vocês que estão cansados de carregar as suas pesadas cargas, e eu lhes darei descanso."

— Mateus 11:28

O descanso é essencial para a recuperação e bem-estar. Durante o tratamento do câncer, é normal sentir-se cansada, tanto fisicamente quanto emocionalmente. Jesus nos convida a encontrar alívio nEle, oferecendo um espaço para recuperarmos nossas forças.

Permita-se descansar e rejuvenescer. Isso não é um sinal de fraqueza, mas de autocuidado. Ao recarregarmos nossas energias nos tornamos mais capazes de enfrentar os desafios que surgem. Reserve um tempo para si mesma, seja através da meditação, de um bom livro ou apenas relaxando.

Hoje, faça algo que te traga paz e descanso.

Oração
Senhor, ajuda-me a encontrar descanso em Ti. Que eu possa renovar minhas forças e cuidar de mim mesma. Amém.

Afirmação
Eu me permito descansar e encontrar alívio na presença de Deus.

Anotações

4 Março
A ESPERANÇA RENASCENTE

"A esperança adiada faz o coração ficar doente, mas o desejo realizado enche o coração de vida."
— Provérbios 13:12

A esperança é uma força poderosa que nos sustenta. Em tempos de luta, como no tratamento do câncer, podemos sentir que a esperança está distante. No entanto, é importante lembrar que a esperança pode ser renovada a cada dia.

Concentrar-se em pequenos desejos e em vitórias diárias pode trazer alegria e motivação. A expectativa de um resultado positivo é como uma árvore frutífera que nos alimenta e nos encoraja a seguir em frente.

Hoje, anote uma pequena vitória que você deseja alcançar e comece a trabalhar em direção a ela.

Oração
Senhor, renova minha esperança a cada dia. Ajuda-me a acreditar que pequenas vitórias são importantes em minha jornada. Amém.

Afirmação
A cada dia minha esperança se renova e me guia em direção às minhas vitórias.

Anotações

5 Março
A IMPORTÂNCIA DA GRATIDÃO

"E sejam agradecidos a Deus em todas as ocasiões. Isso é o que Deus quer de vocês por estarem unidos com Cristo Jesus."
— 1 Tessalonicenses 5:18

Praticar a gratidão é uma forma poderosa de mudar nossa perspectiva. Mesmo em meio às dificuldades, sempre há algo pelo qual agradecer. A gratidão nos ajuda a focar no positivo e a reconhecer as bênçãos que recebemos, inclusive nas pequenas coisas.

Durante o tratamento do câncer, é normal sentir-se sobrecarregada, mas quando nos permitimos ver a luz em meio à escuridão encontramos paz. Ao cultivarmos um coração grato atraímos mais coisas boas para nossas vidas.

Hoje, escreva três coisas pelas quais você é grata. Permita-se sentir essa gratidão e deixe que ela transforme seu dia.

Oração
Senhor, ajuda-me a reconhecer e a agradecer por todas as bênçãos em minha vida. Que a gratidão encha meu coração. Amém.

Afirmação
Eu sou grata por cada bênção e vejo a bondade de Deus em minha vida.

Anotações

_____
_____
_____
_____
_____
_____
_____
_____
_____

6 Março
O PODER DA ORAÇÃO

"Se crerem, receberão tudo o que pedirem em oração."
— Mateus 21:22

A oração é uma poderosa ferramenta em nossa jornada. Ela nos conecta a Deus e nos permite expressarmos nossas preocupações, medos e esperanças. Durante o tratamento do câncer, orar pode ser um grande alívio, pois traz consolo e paz ao coração.

Quando nos entregamos em oração, estamos afirmando nossa fé e nossa confiança em Deus. Ele nos ouve e nos responde de maneiras que, muitas vezes, não conseguimos entender, mas que sempre são para o nosso bem. A oração nos encoraja a seguirmos em frente, mesmo quando os caminhos parecem difíceis.

Hoje, reserve um tempo para orar e colocar suas preocupações nas mãos de Deus.

Oração
Senhor, ajuda-me a confiar em Ti por meio da oração. Que eu possa sentir Tua presença em cada momento. Amém.

Afirmação
Eu sou fortalecida pela oração e confio que Deus me ouve.

Anotações
_____
_____
_____
_____
_____
_____
_____
_____

7 Março
ENCONTRE ALEGRIA NAS PEQUENAS COISAS

"Este é o dia da vitória de Deus, o Senhor; que seja para nós um dia de felicidade e alegria!"

— Salmos 118:24

Às vezes, a luta contra o câncer pode ofuscar as pequenas alegrias da vida. No entanto, cada dia traz novas oportunidades de celebrarmos o que há de bom. Encontrar alegria nas pequenas coisas, como um sorriso, um abraço ou uma xícara de chá quente, pode fazer uma grande diferença em como nos sentimos.

Esses momentos simples são lembretes de que a vida continua, mesmo em meio aos desafios. Ao valorizar as pequenas alegrias, cultivamos uma atitude positiva que nos ajuda a enfrentar os dias difíceis.

Hoje, preste atenção às pequenas bênçãos que surgem em sua vida e celebre-as!

Oração
Senhor, ajuda-me a ver e a valorizar as pequenas alegrias em minha vida. Que eu possa encontrar felicidade em cada dia. Amém.

Afirmação
Eu encontro alegria nas pequenas coisas e celebro cada dia que Deus me dá.

Anotações

8 Março
O VALOR DO AMOR

"E, acima de tudo, tenham amor, pois o amor une perfeitamente todas as coisas."
— Colossenses 3:14

O amor é uma força transformadora em nossas vidas. Durante o tratamento do câncer, sentir-se amada e apoiada é essencial. O amor nos fortalece e nos encoraja a enfrentarmos os desafios com coragem e esperança.

Quando amamos e somos amadas, criamos um ambiente de cura e aceitação. O amor nos lembra que não estamos sozinhas em nossa jornada. Ele nos conecta a outros e nos oferece conforto nos momentos difíceis.

Hoje, expresse seu amor a alguém próximo e permita-se sentir o amor que vem até você.

Oração
Senhor, agradeço pelo amor que me cerca. Ajuda-me a amar e a ser amada, trazendo paz ao meu coração. Amém.

Afirmação
Eu sou amada e compartilho amor com aqueles ao meu redor.

Anotações
_____
_____
_____
_____
_____
_____
_____
_____

9 Março
A IMPORTÂNCIA DA PACIÊNCIA

"Vale mais ter paciência do que ser valente; é melhor saber se controlar do que conquistar cidades inteiras."

— Provérbios 16:32

A paciência é uma virtude que se torna ainda mais importante durante o tratamento do câncer. Aprender a esperar pelo tempo de Deus e confiar no processo é essencial para nossa paz interior. A vida pode ser cheia de incertezas, mas a paciência nos ensina a lidar com os altos e baixos da jornada.

Cada dia traz novos desafios, e a paciência nos ajuda a encarar essas dificuldades com uma atitude calma. Lembre-se de que, mesmo quando tudo parece difícil, Deus está trabalhando em sua vida, trazendo cura e restauração.

Hoje, pratique a paciência em alguma situação que possa estar te desafiando.

Oração
Senhor, ajuda-me a ser paciente e a confiar em Teu tempo. Que eu possa encontrar paz em cada momento. Amém.

Afirmação
Eu sou paciente e confio no processo que Deus tem para mim.

Anotações

10 Março
A CORAGEM PARA CONTINUAR

"Lembre da minha ordem: 'Seja forte e corajoso! Não fique desanimado, nem tenha medo, porque eu, o Senhor, seu Deus, estarei com você em qualquer lugar para onde você for!'."

— Josué 1:9

A coragem é uma qualidade essencial na luta contra o câncer. Enfrentar o tratamento, as consultas médicas e as incertezas exige um coração forte e uma mente determinada. A promessa de que Deus está conosco nos dá a coragem necessária para continuarmos, mesmo quando a jornada é difícil.

Lembre-se de que você não está sozinha. Deus te acompanha a cada passo, dando força e ânimo para enfrentar os desafios que surgem. É normal sentir medo, mas ter coragem significa continuar avançando mesmo assim.

Hoje, desafie-se a dar um passo à frente, mesmo que seja pequeno, em direção ao que você deseja.

Oração
Senhor, dá-me coragem para enfrentar cada dia com confiança. Que eu possa sentir Tua presença em minha vida. Amém.

Afirmação
Eu sou corajosa e enfrento cada desafio com a força de Deus ao meu lado.

Anotações

_____
_____
_____
_____
_____
_____
_____
_____

11 Março
A FORÇA DA COMUNIDADE

"Ajudem uns aos outros e assim vocês estarão obedecendo à lei de Cristo."

— Gálatas 6:2

Durante a jornada do câncer, o apoio da comunidade pode fazer toda a diferença. Ter amigos e familiares ao nosso lado nos ajuda a enfrentar os desafios com mais coragem. Compartilhar experiências, alegrias e até mesmo tristezas cria laços que nos fortalecem.

Quando nos unimos para apoiar uns aos outros, encontramos esperança e consolo. Ninguém precisa enfrentar a luta sozinha; juntas, podemos carregar o peso e encontrar forças para seguir em frente.

Hoje, busque se conectar com alguém que precisa de apoio ou que pode te apoiar.

Oração
Senhor, agradeço por cada pessoa que está ao meu lado. Ajuda-me a ser um apoio para os outros também. Amém.

Afirmação
Eu sou parte de uma comunidade que me fortalece e me apoia.

Anotações

12 Março
A GRATIDÃO EM CADA DIA

"Não se preocupem com nada, mas em todas as orações peçam a Deus o que vocês precisam e orem sempre com o coração agradecido."
— Filipenses 4:6

A gratidão tem um poder transformador. Quando agradecemos, mudamos nossa perspectiva e nos concentramos no que é bom. Mesmo em tempos difíceis, sempre há algo pelo qual podemos ser gratas.

A prática da gratidão nos ajuda a manter o foco nas bênçãos, não nas dificuldades. Isso nos proporciona uma visão mais clara e positiva da vida, que é essencial durante o tratamento do câncer.

Hoje, faça uma lista de coisas pelas quais você é grata.

Oração
Senhor, ensina-me a ser grata por todas as bênçãos, grandes e pequenas, em minha vida. Amém.

Afirmação
Eu sou grata por cada bênção que Deus coloca em meu caminho.

Anotações

13 Março
O VALOR DA ESPERANÇA

"Só eu conheço os planos que tenho para vocês: prosperidade e não desgraça e um futuro cheio de esperança. Sou eu, o Senhor, quem está falando."

— Jeremias 29:11

A esperança é uma luz que nunca deve se apagar, mesmo em momentos de dificuldade. Ao enfrentar o câncer, manter a esperança é crucial. É o que nos impulsiona a acreditar que dias melhores virão e que estamos a caminho da cura.

A esperança nos dá forças para lutar e nos permite visualizar um futuro positivo. Lembre-se de que Deus tem planos para você e esses planos incluem paz e prosperidade.

Hoje, escreva uma declaração de esperança para si mesma e a mantenha perto de você.

Oração
Senhor, renova minha esperança a cada dia. Ajuda-me a ver o futuro com fé e confiança. Amém.

Afirmação
Eu mantenho a esperança viva em meu coração e acredito no melhor que está por vir.

Anotações

14 Março
CUIDANDO DO CORPO

"Será que vocês não sabem que o corpo de vocês é o templo do Espírito Santo, que vive em vocês e lhes foi dado por Deus?"
— 1 Coríntios 6:19

Cuidar do nosso corpo é fundamental, especialmente durante o tratamento do câncer. Ele é o templo do Espírito Santo e merece atenção e respeito. Alimentação saudável, exercícios leves e descanso são essenciais para a recuperação e para nos sentirmos bem.

Quando tratamos nosso corpo com carinho, fortalecemos não apenas a saúde física, mas também a mental e a emocional. Isso nos ajuda a enfrentar os desafios de forma mais equilibrada.

Hoje, pense em uma pequena mudança que você pode fazer para cuidar melhor de si mesma.

Oração
Senhor, ajuda-me a cuidar do meu corpo com amor e respeito. Que eu possa nutrir minha saúde todos os dias. Amém.

Afirmação
Eu cuido do meu corpo com amor e respeito, sabendo que ele é precioso.

Anotações

15 Março
ENCONTRANDO PAZ NA ORAÇÃO

"Parem de lutar e fiquem sabendo que eu sou Deus."
— Salmos 46:10

Nos momentos de ansiedade e incerteza, a oração é um refúgio seguro. É na quietude da oração que encontramos paz e renovamos nossas forças. Ao entregarmos nossos medos e nossas preocupações a Deus, Ele nos oferece conforto e serenidade.

Estar em comunhão com Deus nos ajuda a lembrar que Ele está no controle de tudo e que podemos confiar em Seu amor e em Sua proteção. Reserve um momento do seu dia para silenciar a mente e se conectar com Ele.

Hoje, pratique a oração silenciosa e sinta a paz que vem de Deus.

Oração
Senhor, ajuda-me a encontrar paz na Tua presença. Que eu possa me aquietar e confiar em Ti. Amém.

Afirmação
Eu encontro paz na oração e confio que Deus cuida de mim.

Anotações

16 Março
O VALOR DO DESCANSO

"O Senhor é o meu pastor: nada me faltará. Ele me faz descansar em pastos verdes e me leva a águas tranquilas."

— Salmos 23:1-2

Tirar um tempo de descanso é crucial para nossa saúde e nosso bem-estar, especialmente durante o tratamento do câncer. O descanso renova nossas energias e nos prepara para enfrentarmos os desafios do dia a dia. Muitas vezes, nos sentimos pressionadas a sermos produtivas, mas é essencial lembrar que o descanso é parte do cuidado conosco.

Deus nos oferece descanso e renovação em Sua presença. Aproveitar momentos de tranquilidade e reflexão nos ajuda a encontrar força e esperança.

Hoje, reserve um tempo para relaxar e cuidar de si mesma.

Oração
Senhor, ajuda-me a valorizar o descanso e a me renovar em Tua presença. Que eu possa encontrar paz em momentos de quietude. Amém.

Afirmação
Eu dou a mim mesma o tempo necessário para descansar e me renovar.

Anotações

17 Março
A IMPORTÂNCIA DA POSITIVIDADE

"A alegria faz bem à saúde; estar sempre triste é morrer aos poucos."
— Provérbios 17:22

Manter uma atitude positiva pode ser desafiador, especialmente durante momentos difíceis. No entanto, cultivar a alegria e a gratidão tem um impacto significativo na nossa saúde emocional e física. A positividade ajuda a combater o estresse e a ansiedade, permitindo que nos sintamos mais leves e mais felizes.

Compartilhar risadas e momentos alegres com amigos e familiares também é uma ótima maneira de elevar nosso espírito. Lembre-se de que você pode escolher como reagir às situações, e o otimismo é uma escolha poderosa.

Hoje, busque fazer algo que te faça rir e se sentir bem.

Oração
Senhor, ajuda-me a cultivar um coração alegre. Que eu possa encontrar alegria em cada dia. Amém.

Afirmação
Eu escolho ser positiva e encontrar alegria em todas as circunstâncias.

Anotações

18 Março
O PODER DA RESILIÊNCIA

"Pois o Espírito que Deus nos deu não nos torna medrosos; pelo contrário, o Espírito nos enche de poder e de amor e nos torna prudentes."

— 2 Timóteo 1:7

Resiliência é a capacidade de se recuperar de desafios e adversidades. Durante o tratamento do câncer, você pode se sentir desanimada em alguns momentos, mas é importante lembrar que tem dentro de si a força para continuar lutando. A resiliência nos ajuda a enfrentar as tempestades da vida com coragem e determinação.

Deus nos deu o poder de superar as dificuldades, e podemos nos apoiar nessa força divina. Ao reconhecer sua resiliência, você pode se surpreender com a força que possui para seguir em frente.

Hoje, reflita sobre uma situação que você superou e celebre sua força.

Oração
Senhor, ajuda-me a ser resiliente em face das dificuldades. Que eu possa lembrar da força que tenho em Ti. Amém.

Afirmação
Eu sou resiliente e encontro força nas dificuldades da vida.

Anotações

19 Março
A ALEGRIA DE SERVIR

"Quem é fiel nas coisas pequenas também será nas grandes."
— Lucas 16:10

Servir aos outros pode ser uma fonte incrível de alegria. Mesmo em meio a lutas pessoais, encontrar maneiras de ajudar e apoiar os outros nos traz um senso de propósito e conexão. Ao servir, não apenas ajudamos quem está ao nosso redor; também encontramos força e esperança em nossa própria jornada.

Pequenos atos de bondade podem ter um grande impacto. Seja ajudando um amigo, seja fazendo uma visita a alguém que precisa, seja oferecendo um sorriso a um estranho, cada gesto conta. Lembre-se de que você é capaz de fazer a diferença na vida de alguém.

Hoje, pense em uma maneira de servir alguém ao seu redor e veja como isso pode alegrar seu coração.

Oração
Senhor, ajuda-me a ser uma bênção na vida dos outros. Que eu possa encontrar alegria em servir e compartilhar o Teu amor. Amém.

Afirmação
Eu sou um instrumento de amor e serviço, trazendo alegria aos outros.

Anotações
_____
_____
_____
_____
_____
_____
_____

20 Março
FORTALECIDAS NA FÉ

"O Senhor é a minha força e o meu escudo; nele o meu coração confia, e dele recebo ajuda."

– Salmos 28:7

Mesmo nos momentos de maior fraqueza, Deus é a fonte de força que você precisa. Quando tudo parece pesado e difícil de suportar, Ele é o seu escudo, protegendo você. Não hesite em confiar no Senhor, porque Ele está sempre disposto a ajudar. Sua fé lhe fortalece, mesmo nas tempestades.

Oração

Pai amado, em Ti eu encontro força para enfrentar os desafios. Ajuda-me a confiar mais em Ti, sabendo que és o meu refúgio seguro. Amém.

Afirmação

Hoje, eu sou fortalecida pela fé no Senhor e confio em Sua proteção.

Anotações

_____
_____
_____
_____
_____
_____
_____

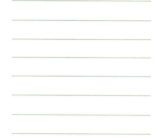
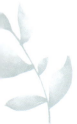

21 Março
A IMPORTÂNCIA DA PACIÊNCIA

"Que a esperança que vocês têm os mantenha alegres; aguentem com paciência os sofrimentos e orem sempre."
— Romanos 12:12

A paciência é uma virtude que se torna ainda mais essencial em tempos de desafios. O tratamento do câncer pode exigir tempo e muitos altos e baixos, e é natural sentir-se ansiosa. No entanto, aprender a ser paciente nos ensina a confiar no tempo de Deus.

A oração constante nos ajuda a permanecer centradas e a encontrar força mesmo nas dificuldades. Ao exercitar a paciência, nós nos permitimos crescer e aprender com a experiência.

Hoje, ao enfrentar um desafio, pratique a paciência e lembre-se de que você está em um processo.

Oração
Senhor, ajuda-me a ser paciente em minha jornada. Que eu possa confiar no Teu plano e no Teu tempo. Amém.

Afirmação
Eu sou paciente e confio no processo de cura e transformação.

Anotações

22 Março
O AMOR COMO FORÇA

"E, acima de tudo, tenham amor, pois o amor une perfeitamente todas as coisas."
— Colossenses 3:14

O amor é a força mais poderosa que existe. Durante o tratamento do câncer, o amor da família e dos amigos se torna um pilar de sustentação. Quando nos sentimos amadas e apoiadas, somos mais capazes de enfrentar os desafios.

O amor nos dá coragem, esperança e resiliência. E quando compartilhamos amor com os outros, criamos um ambiente de cura e força. Portanto, alimente suas relações com amor e gratidão.

Hoje, mostre seu amor a alguém que significa muito para você, seja por meio de uma mensagem, um gesto ou um abraço.

Oração
Senhor, ajuda-me a cultivar o amor em minha vida e a espalhar amor aos que me cercam. Amém.

Afirmação
O amor é a força que me sustenta e me guia em todos os momentos.

Anotações
_____
_____
_____
_____
_____
_____
_____

23 Março
A FORÇA DO PERDÃO

"Assim como o Senhor perdoou vocês, perdoem uns aos outros."
— Colossenses 3:13

Perdoar pode ser um desafio, mas é um passo fundamental para a cura. Guardar ressentimentos e mágoas apenas pesa sobre nossos corações e mentes. O perdão nos liberta e nos permite seguir em frente, focando no que é positivo em nossas vidas.

Ao perdoar, não apenas libertamos os outros, mas também encontramos paz interior. A vida é muito preciosa para carregarmos fardos desnecessários.

Hoje, pense em alguém que você precisa perdoar e tome um momento para liberar esse peso.

Oração
Senhor, ajuda-me a perdoar aqueles que me feriram. Que eu possa encontrar liberdade e paz em Teu amor. Amém.

Afirmação
Eu libero mágoas e acolho a paz que vem do perdão.

Anotações

24 Março
A CORAGEM DE SER VULNERÁVEL

"Mas ele me respondeu: 'A minha graça é tudo o que você precisa, pois o meu poder é mais forte quando você está fraco'."
— 2 Coríntios 12:9

Ser vulnerável não é sinal de fraqueza, mas, sim, de coragem. Durante o tratamento do câncer, é normal sentir-se fragilizada em alguns momentos. Abrir-se sobre suas emoções e seus medos pode ser um passo importante para encontrar apoio e conexão com os outros.

A vulnerabilidade permite que os outros vejam sua verdadeira força e, ao compartilhar suas lutas, você pode encontrar encorajamento e compreensão. Lembre-se de que a graça de Deus é suficiente para sustentá-la em todos os momentos.

Hoje, permita-se ser vulnerável e compartilhar o que está sentindo com alguém de confiança.

Oração
Senhor, ajuda-me a ser corajosa em minha vulnerabilidade. Que eu possa encontrar força em minha fraqueza. Amém.

Afirmação
Eu sou corajosa em ser eu mesma e aceito minha vulnerabilidade.

Anotações

_____
_____
_____
_____
_____
_____
_____
_____

25 Março
A LUZ DA ESPERANÇA

"E nem a morte poderá vencê-la."
— Mateus 16:18

A esperança é uma luz que brilha mesmo nas horas mais escuras. Em momentos desafiadores, como o tratamento do câncer, é fundamental manter acesa a chama da esperança. Ela nos guia e nos inspira a continuar lutando.

Deus promete estar conosco mesmo nas tempestades da vida. Confiar em Sua presença nos dá coragem e força para superar as adversidades. É por meio da esperança que encontramos a motivação para seguir em frente.

Hoje, reafirme sua esperança em Deus e compartilhe essa luz com alguém que precisa de encorajamento.

Oração
Senhor, que eu possa ser uma luz de esperança para os outros e encontrar força na minha fé. Amém.

Afirmação
A esperança brilha em meu coração, iluminando meu caminho.

Anotações
_____
_____
_____
_____
_____
_____
_____

26 Março
A FORÇA DA FÉ

"Se crerem, receberão tudo o que pedirem em oração."
— Mateus 21:22

A fé é uma força poderosa que nos move e nos sustenta. Em tempos de dificuldade, como durante o tratamento do câncer, a fé pode ser o que nos mantém firmes. Acreditar que algo melhor está por vir nos ajuda a enfrentar cada dia com esperança.

A oração é uma expressão dessa fé. Quando oramos com confiança, abrimos espaço para que Deus atue em nossas vidas. Lembre-se de que a fé não é apenas acreditar que algo pode acontecer, mas também confiar que Deus está no controle.

Hoje, reforce sua fé em Deus e anote suas orações, lembrando-se de como Ele tem respondido.

Oração
Senhor, fortalece minha fé a cada dia. Que eu possa crer em Ti e em Teus planos para minha vida. Amém.

Afirmação
Minha fé é uma fonte de força e confiança em minha jornada.

Anotações
_____
_____
_____
_____
_____
_____
_____
_____

27 Março
A BELEZA DAS PEQUENAS COISAS

"Eu te louvo porque deves ser temido. Tudo o que fazes é maravilhoso, e eu sei disso muito bem."
— Salmos 139:14

Durante o tratamento do câncer, pode ser fácil se perder nas grandes dificuldades e esquecer as pequenas alegrias. Porém, é nas pequenas coisas que muitas vezes encontramos a verdadeira beleza da vida. Um sorriso, um abraço, o canto dos pássaros – tudo isso nos lembra que há sempre algo a agradecer.

Apreciar as pequenas bênçãos nos ajuda a manter a perspectiva e a lembrar do que realmente importa. Vamos cultivar essa atitude de gratidão em nosso dia a dia.

Hoje, faça uma pausa e observe as pequenas coisas ao seu redor que trazem alegria e paz ao seu coração.

Oração
Senhor, ajuda-me a ver e a apreciar a beleza ao meu redor. Que eu possa ser grata por cada pequena alegria. Amém.

Afirmação
Eu valorizo as pequenas coisas que trazem alegria à minha vida.

Anotações

28 Março
O PODER DA ORAÇÃO

"Se crerem, receberão tudo o que pedirem em oração."
— Mateus 21:22

A oração é uma ferramenta poderosa em nossa caminhada de fé. Quando enfrentamos o tratamento do câncer, pode parecer que estamos sozinhas em nossa luta. No entanto, a oração nos conecta com Deus, trazendo conforto e força. É um momento especial em que podemos expressar nossas preocupações, nossos agradecimentos e nossos desejos.

Conversar com Deus sobre nossas ansiedades e medos nos ajuda a aliviar o peso emocional. Além disso, a oração também pode ser uma oportunidade de agradecer pelas pequenas vitórias que ocorrem ao longo do dia. Lembre-se de que Deus está sempre ouvindo e pronto para nos ajudar.

Reserve um tempo hoje para orar, pedindo a Deus que guie seus passos e traga paz ao seu coração.

Oração
Senhor, ajuda-me a confiar no poder da oração. Que eu possa sempre me voltar a Ti em busca de conforto e direção. Amém.

Afirmação
A oração é a minha conexão com Deus, trazendo paz e força à minha vida.

Anotações

_____
_____
_____
_____
_____
_____
_____

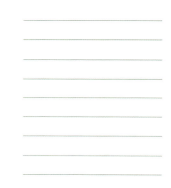
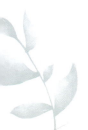

29 Março
ESPERANÇA RENOVADA

"Mas os que confiam no Senhor recebem sempre novas forças. Voam nas alturas como águias, correm e não perdem as forças, andam e não se cansam."

— Isaías 40:31

A esperança é uma força poderosa que nos renova, especialmente em momentos difíceis. O tratamento do câncer pode nos deixar cansadas e sobrecarregadas, mas quando depositamos nossa confiança em Deus, encontramos a força necessária para continuar. A esperança não é apenas um desejo de que algo bom aconteça, mas a certeza de que Deus está conosco em cada passo da jornada.

Ao esperarmos nEle, somos lembradas de que não estamos sozinhas. Ele renova nossas forças e nos dá asas para voar, mesmo nas circunstâncias mais desafiadoras. Mantenha a esperança viva em seu coração e permita que Deus a guie.

Oração
Senhor, renova minhas forças e ajuda-me a manter a esperança viva em meu coração. Que eu possa confiar em Ti em todos os momentos. Amém.

Afirmação
A esperança em Deus renova minhas forças e me impulsiona a seguir em frente.

Anotações
___
___
___
___
___
___
___
___

30 Março
O VALOR DA COMUNIDADE

"Sem conselhos os planos fracassam, mas com muitos conselheiros há sucesso."

— Provérbios 15:22

Durante a luta contra o câncer, ter uma rede de apoio é fundamental. A comunidade pode ser uma fonte de força, amor e encorajamento. Amigos, familiares e até grupos de apoio entendem a jornada que você está enfrentando e podem oferecer conselhos e suporte valiosos.

Conectar-se com outras pessoas que compartilham experiências semelhantes pode aliviar a solidão e proporcionar um espaço seguro para expressar sentimentos e medos. Não hesite em buscar ajuda e estar aberta a receber amor.

Hoje, considere como você pode se conectar mais com sua comunidade e fortalecer esses laços.

Oração
Senhor, agradeço pela comunidade ao meu redor. Ajuda-me a me conectar e a buscar apoio quando necessário. Amém.

Afirmação
Eu valorizo minha comunidade e aceito o apoio e o amor que ela oferece.

Anotações

_____
_____
_____
_____
_____
_____
_____
_____

31 Março
A ESPERANÇA DO AMANHÃ

"Agora faço novas todas as coisas."
— Apocalipse 21:5

Cada novo dia traz a oportunidade de recomeçar. No tratamento do câncer, pode ser fácil focar nos desafios do presente e esquecer que há esperança para o futuro. A promessa de que Deus faz novas todas as coisas nos encoraja a olhar para frente com fé e expectativa.

Não importa quão difíceis sejam as circunstâncias atuais, sempre podemos confiar que Deus está trabalhando em nossas vidas e que algo novo está por vir. Ele está conosco em cada passo do caminho, oferecendo Sua força e Seu amor.

Hoje, celebre a esperança do que está por vir e lembre-se de que cada dia é uma nova chance de viver com fé e coragem.

Oração
Senhor, ajuda-me a olhar para o futuro com esperança e confiança. Que eu possa crer nas Tuas promessas. Amém.

Afirmação
Cada novo dia traz a esperança de um futuro melhor e renovado.

Anotações
_____
_____
_____
_____
_____
_____
_____
_____

1 Abril
RENOVAÇÃO DA ESPERANÇA

"O Senhor é bom para todos os que confiam nele."
— Lamentações 3:25

A renovação da esperança é um presente que Deus nos dá a cada dia. Nos momentos difíceis do tratamento do câncer, é normal sentir-se desanimada. No entanto, a Palavra nos lembra que o Senhor é bom e está sempre ao nosso lado, pronto para nos sustentar. A esperança não é apenas um desejo de que algo bom aconteça, mas uma confiança profunda de que Deus está trabalhando em nossas vidas.

Hoje, concentre-se em cultivar essa esperança. Permita que cada pequena vitória e cada passo à frente se tornem motivos de gratidão. Acredite que dias melhores estão por vir, pois Deus tem planos de prosperidade para você.

Oração
Senhor, ajuda-me a renovar minha esperança a cada dia. Que eu possa confiar em Ti e em Teus planos para a minha vida. Amém.

Afirmação
A cada novo dia minha esperança se renova no Senhor.

Anotações

_____
_____
_____
_____
_____
_____
_____
_____

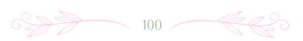

2 Abril
A IMPORTÂNCIA DO DESCANSO

"— Venham a mim, todos vocês que estão cansados de carregar as suas pesadas cargas, e eu lhes darei descanso."
— Mateus 11:28

O tratamento do câncer pode ser exaustivo, tanto física quanto emocionalmente. É fundamental lembrar que descansar não é um sinal de fraqueza, mas uma parte essencial do processo de cura. Jesus nos convida a levar nossas cargas a Ele, prometendo alívio e paz. Ao buscar descanso, você permite que seu corpo se recupere e sua mente se renove.

Hoje, encontre um momento para relaxar e fazer algo que lhe traga alegria, seja lendo um livro, seja meditando, seja simplesmente respirando fundo. Ao descansar, você se prepara para enfrentar os desafios com mais força e clareza.

Oração
Senhor, ajuda-me a encontrar descanso em Ti. Que eu possa entregar minhas preocupações e encontrar alívio. Amém.

Afirmação
Eu mereço descansar e encontrar paz em Deus.

Anotações
_____
_____
_____
_____
_____
_____
_____
_____

3 Abril
A FORÇA DA GRATIDÃO

"E sejam agradecidos a Deus em todas as ocasiões. Isso é o que Deus quer de vocês por estarem unidos com Cristo Jesus."
— 1 Tessalonicenses 5:18

A gratidão é uma prática poderosa que pode transformar nossa perspectiva. Em meio ao tratamento do câncer, é fácil focar nas dificuldades, mas ao expressarmos gratidão pelas pequenas coisas encontramos beleza e alegria em nossa jornada. Cada dia traz novas oportunidades para agradecer, seja pelo apoio de familiares, seja pela superação de um desafio, seja pela simples beleza da vida.

Hoje, faça uma lista de cinco coisas pelas quais você é grata. Ao reconhecer essas bênçãos, você começará a ver o lado positivo mesmo nas situações difíceis.

Oração
Senhor, agradeço por todas as bênçãos em minha vida. Ajuda-me a cultivar um coração grato todos os dias. Amém.

Afirmação
A gratidão transforma meu coração e ilumina meu caminho.

Anotações

4 Abril
A LUZ DA AMIZADE

"O amigo ama sempre e na desgraça ele se torna um irmão."
— Provérbios 17:17

Amizades verdadeiras são presentes preciosos em nossas vidas, especialmente em tempos difíceis. Quando estamos enfrentando o câncer, é vital contar com o apoio de pessoas que nos amam e nos encorajam. Os amigos podem oferecer um ombro amigo, ouvir nossas preocupações e nos fazer rir em momentos de tristeza.

Hoje, lembre-se de agradecer a um amigo que tem estado ao seu lado. Uma mensagem simples ou um telefonema pode fortalecer essa conexão e mostrar a importância que eles têm em sua vida.

Oração
Senhor, agradeço pelos amigos que me cercam. Que eu possa valorizar cada relacionamento e ser uma bênção na vida deles também. Amém.

Afirmação
Eu sou grata pelas amizades que iluminam minha vida.

Anotações
_____
_____
_____
_____
_____
_____
_____
_____

5 Abril
A FORÇA EM CADA DESAFIO

"Com a força que Cristo me dá, posso enfrentar qualquer situação."
— Filipenses 4:13

A luta contra o câncer traz muitos desafios, mas cada um deles é uma oportunidade para crescer e se fortalecer. A fé nos lembra de que não estamos sozinhas e que, com a ajuda de Deus, podemos superar qualquer obstáculo. Essa força nos impulsiona a continuar lutando e acreditando em dias melhores.

Hoje, escreva sobre um desafio que você superou e como isso fortaleceu sua fé. Reconhecer o que você já conquistou pode ser uma fonte de motivação para os dias que estão por vir.

Oração
Senhor, ajuda-me a ver os desafios como oportunidades de crescimento. Que eu possa confiar em Ti para me dar força em todas as situações. Amém.

Afirmação
Eu sou forte e capaz de superar qualquer desafio com a ajuda de Deus.

Anotações

_____
_____
_____
_____
_____
_____
_____
_____

6 Abril
A ESPERANÇA DA CURA

"Eu sou o Senhor, que cura vocês."

— Êxodo 15:26

Aesperança da cura é um dos sentimentos mais poderosos que podemos cultivar. Ao longo do tratamento, é natural ter dias bons e dias ruins, mas a certeza de que Deus é o nosso curador nos ajuda a seguir em frente. A fé em Sua capacidade de curar pode trazer paz ao nosso coração e nos lembrar de que Ele está no controle.

Hoje, reflita sobre a importância de manter a esperança viva. Escreva uma carta para si mesma, lembrando-se de que a cura é uma jornada e que cada dia é uma nova oportunidade para acreditar.

Oração
Senhor, fortalece minha fé na cura. Que eu possa sempre confiar em Ti e em Teus planos para minha saúde. Amém.

Afirmação
Acredito na cura que vem de Deus e mantenho minha esperança viva.

Anotações

7 Abril
O PODER DO AMOR

"Quem ama é paciente e bondoso."
— 1 Coríntios 13:4

O amor é uma força poderosa que pode nos sustentar durante momentos difíceis. Nos dias de tratamento, o amor de familiares e amigos pode fazer toda a diferença. Quando nos sentimos apoiadas e amadas, conseguimos enfrentar os desafios com mais coragem e fé.

Hoje, pense em como você pode espalhar amor, mesmo em pequenas ações. Um gesto de carinho pode transformar o dia de alguém, assim como o amor que você recebe pode iluminar a sua jornada.

Oração
Senhor, ajuda-me a expressar e a receber amor todos os dias. Que eu possa ser uma fonte de amor e apoio para os outros. Amém.

Afirmação
O amor é a força que me sustenta e me inspira a seguir em frente.

Anotações

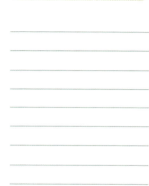
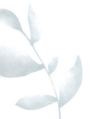

8 Abril
CUIDANDO DE MIM MESMA

"Ame os outros como você ama a você mesmo."
— Mateus 22:39

Cuidar de si mesma é fundamental, especialmente durante o tratamento do câncer. Muitas vezes, nos concentramos em cuidar dos outros e esquecemos de cuidar de nós mesmas. Amar a si mesma significa reconhecer suas necessidades e se permitir momentos de descanso e autocuidado.

Hoje, reserve um tempo para fazer algo que você ama. Pode ser um passeio ao ar livre, ler um livro ou simplesmente relaxar em casa. Lembre-se de que você merece esse cuidado e essa atenção.

Oração
Senhor, ajuda-me a lembrar da importância de cuidar de mim mesma. Que eu possa encontrar alegria em momentos de autocuidado. Amém.

Afirmação
Eu cuido de mim mesma com amor e respeito, reconhecendo minhas necessidades.

Anotações
___
___
___
___
___
___
___

9 Abril
A SABEDORIA EM BUSCAR AJUDA

"A pessoa faz os seus planos, mas quem dirige a sua vida é Deus, o Senhor."

— Provérbios 16:9

Buscar ajuda não é um sinal de fraqueza, mas de sabedoria. Quando enfrentamos o câncer, é essencial ter um time de apoio, seja de profissionais de saúde, seja de amigos ou familiares. Cada pessoa que está ao nosso lado pode oferecer uma perspectiva diferente e um apoio que nos ajuda a ver a luz em momentos de escuridão.

Hoje, reflita sobre quem são as pessoas em sua vida que você pode buscar para apoio. Não hesite em abrir seu coração e compartilhar suas preocupações; a conexão com os outros pode trazer conforto e esperança.

Oração
Senhor, ajuda-me a buscar a ajuda de que preciso e a me abrir para aqueles que se preocupam comigo. Que eu possa encontrar apoio em minha jornada e lembrar que não estou sozinha. Amém.

Afirmação
Buscar ajuda é um ato de coragem e me conecta às pessoas que me amam.

Anotações

10 Abril
VIVER NO PRESENTE

"Não se preocupem com nada, mas em todas as orações peçam a Deus o que vocês precisam e orem sempre com o coração agradecido."
— Filipenses 4:6

Viver no presente é um desafio, especialmente quando enfrentamos incertezas como o tratamento do câncer. Muitas vezes, podemos nos perder em pensamentos sobre o futuro ou em preocupações com o que está por vir. No entanto, a Palavra nos ensina a confiar em Deus e a apresentar nossas ansiedades a Ele. Viver um dia de cada vez nos permite aproveitar as pequenas alegrias e bênçãos que nos cercam.

Hoje, faça um esforço consciente para estar presente em cada momento. Ao tomar um café, sinta o sabor. Ao conversar com um amigo, preste atenção às suas palavras. A gratidão por cada instante traz paz ao coração.

Oração
Senhor, ajuda-me a viver no presente e a confiar em Ti. Que eu possa entregar minhas ansiedades e encontrar alegria no hoje. Amém.

Afirmação
Eu vivo no presente, valorizando cada momento que Deus me dá.

Anotações

11 Abril
O VALOR DA PERSEVERANÇA

"Não nos cansemos de fazer o bem. Pois, se não desanimarmos, chegará o tempo certo em que faremos a colheita."
— Gálatas 6:9

A perseverança é uma virtude essencial em tempos de luta. O tratamento do câncer pode ser cansativo e desafiador, mas cada passo que você dá é uma demonstração de força e determinação. A Palavra nos encoraja a continuar fazendo o bem e a acreditar que a colheita virá. Quando você persevera, não apenas avança em sua jornada, como também inspira os outros ao seu redor.

Hoje, reflita sobre como você pode continuar fazendo o bem, mesmo em meio a dificuldades. Um ato de bondade pode iluminar o dia de alguém e lembrar a todos nós do poder do amor.

Oração
Senhor, fortalece minha perseverança. Que eu possa continuar fazendo o bem, mesmo quando os tempos são difíceis. Amém.

Afirmação
Eu sou perseverante e confiante de que a colheita de bênçãos virá.

Anotações
_____
_____
_____
_____
_____
_____
_____
_____

12 Abril
A ALEGRIA DAS PEQUENAS COISAS

"Este é o dia da vitória de Deus, o Senhor; que seja para nós um dia de felicidade e alegria!"

— Salmos 118:24

A vida é cheia de pequenos momentos que podem trazer alegria se decidirmos notá-los. Em meio ao tratamento e às dificuldades, muitas vezes esquecemos de parar e apreciar as pequenas coisas – um sorriso, o canto dos pássaros, ou até mesmo uma conversa agradável. A alegria está presente nos detalhes e pode nos dar a força necessária para seguirmos em frente.

Hoje, procure intencionalmente as pequenas alegrias ao seu redor. Faça uma lista de coisas simples que lhe trazem felicidade e lembre-se de celebrá-las.

Oração
Senhor, ajuda-me a reconhecer e a valorizar as pequenas coisas da vida. Que eu possa encontrar alegria em cada dia que Tu me dás. Amém.

Afirmação
Eu celebro as pequenas alegrias da vida e permito que elas preencham meu coração.

Anotações

13 Abril
A CALMA EM MEIO À TEMPESTADE

"Parem de lutar e fiquem sabendo que eu sou Deus."
— Salmos 46:10

Em tempos de luta é fácil nos sentirmos sobrecarregadas. As tempestades da vida podem fazer com que nos sintamos perdidas e sem direção. No entanto, Deus nos convida a aquietar nossos corações e a nos lembrar de que Ele está no controle. Em meio à incerteza, a tranquilidade vem quando confiamos nEle e buscamos Sua presença.

Hoje, reserve um momento para silenciar sua mente e orar. Deixe que a paz de Deus te envolva, trazendo calma ao seu coração.

Oração
Senhor, ajuda-me a encontrar calma em meio às tempestades da vida. Que eu possa confiar em Ti e em Teu plano para mim. Amém.

Afirmação
Eu confio na paz de Deus, que acalma meu coração em tempos difíceis.

Anotações
_____
_____
_____
_____
_____
_____
_____
_____

14 Abril
O PODER DA FÉ

"Porque vivemos pela fé e não pelo que vemos."
— 2 Coríntios 5:7

A fé é um farol que nos guia em meio à escuridão. Em momentos desafiadores, como o tratamento do câncer, confiar em Deus pode ser o que nos sustenta. A fé não é apenas acreditar em algo que vemos, mas confiar no que não podemos ver. É a certeza de que, mesmo em meio à incerteza, Deus está trabalhando para o nosso bem.

Hoje, reflita sobre sua fé e como ela tem impactado sua vida. Considere anotar um versículo que a inspire e colocá-lo em um lugar visível para lembrá-la diariamente de que Deus está com você.

Oração
Senhor, fortalece minha fé em Ti. Que eu possa confiar em Teus planos, mesmo quando não os entendo. Amém.

Afirmação
Minha fé é meu guia e me ajuda a superar os desafios da vida.

Anotações
_____
_____
_____
_____
_____
_____
_____
_____

15 Abril
ACEITANDO AS LIMITAÇÕES

"Mas ele me respondeu: 'A minha graça é tudo o que você precisa, pois o meu poder é mais forte quando você está fraco'."
— 2 Coríntios 12:9

Aceitar nossas limitações é um passo importante na jornada de cura. Muitas vezes, queremos ser fortes e fazer tudo sozinhas, mas Deus nos lembra de que Sua graça é suficiente. Reconhecer que precisamos de ajuda e que não somos perfeitas nos permite abrir espaço para a força divina em nossas vidas.

Hoje, permita-se ser vulnerável. Identifique uma área em que você sente que precisa de apoio e busque a ajuda necessária. Lembre-se de que é em nossas fraquezas que o poder de Deus é revelado.

Oração
Senhor, ajuda-me a aceitar minhas limitações e a confiar em Tua graça. Que eu possa encontrar força em minha vulnerabilidade. Amém.

Afirmação
Aceito minhas limitações e confio que Deus me sustenta em minha fraqueza.

Anotações

16 Abril
A FORÇA DO AMOR FAMILIAR

"Porém aquele que não cuida dos seus parentes, especialmente dos da sua própria família, negou a fé e é pior do que os que não creem."
— 1 Timóteo 5:8

A família é um dos maiores tesouros que temos, e em momentos de dificuldade o amor familiar se torna ainda mais valioso. Durante o tratamento do câncer, o apoio da família pode fazer toda a diferença. O amor que compartilhamos fortalece nossos laços e nos dá a coragem necessária para enfrentar os desafios.

Hoje, expresse seu amor e gratidão à sua família. Um simples gesto, como uma mensagem ou um abraço, pode fazer com que eles se sintam valorizados e amados.

Oração
Senhor, agradeço pela minha família. Que eu possa expressar meu amor por eles e encontrar conforto em nosso vínculo. Amém.

Afirmação
O amor da minha família é uma fonte de força e apoio em minha jornada.

Anotações
_____
_____
_____
_____
_____
_____
_____
_____

17 Abril
A IMPORTÂNCIA DA PACIÊNCIA

"O Senhor é bom para todos os que confiam nele."
— Lamentações 3:25

A paciência é uma virtude essencial, especialmente quando estamos passando por tratamentos desafiadores. O processo de cura leva tempo e é fácil sentir frustração quando as coisas não acontecem na velocidade que desejamos. No entanto, Deus nos ensina que esperar nEle traz boas recompensas. A paciência nos ajuda a confiar em Seu *timing* e a manter a calma durante a espera.

Hoje, pratique a paciência em algo que a está frustrando. Lembre-se de que cada dia traz uma nova oportunidade para crescer e aprender.

Oração
Senhor, ajuda-me a ser paciente e a confiar em Teu tempo. Que eu possa encontrar paz enquanto espero. Amém.

Afirmação
Eu sou paciente e confio no tempo de Deus em minha vida.

Anotações
_____
_____
_____
_____
_____
_____
_____

18 Abril
A MAGIA DA ESPERANÇA

"O melhor é ter esperança e aguardar em silêncio a ajuda do Senhor."
— Lamentações 3:26

A esperança é uma força poderosa que nos mantém em movimento, mesmo nos momentos mais sombrios. Ao enfrentar o câncer, é fácil perder a esperança e se sentir desanimada. No entanto, a Palavra nos ensina que a esperança deve ser colocada em Deus, que é nossa salvação. A esperança nos ajuda a ver a luz no fim do túnel e a acreditar que dias melhores estão por vir.

Hoje, faça uma pausa e reflita sobre o que a esperança significa para você. Escreva uma lista de coisas que você espera com confiança, e lembre-se de que a esperança é um presente que Deus nos dá a cada dia.

Oração
Senhor, ajuda-me a manter viva a esperança em meu coração. Que eu possa confiar em Ti e na Tua salvação. Amém.

Afirmação
Eu mantenho a esperança viva em meu coração, confiando em Deus para o meu futuro.

Anotações

_____
_____
_____
_____
_____
_____
_____

19 Abril
O VALOR DO SILÊNCIO

"Parem de lutar e fiquem sabendo que eu sou Deus."
— Salmos 46:10

O silêncio pode ser um poderoso momento de conexão com Deus. Em meio à agitação do tratamento e às incertezas da vida, encontrar momentos de silêncio nos ajuda a ouvir a voz de Deus e a nos reconectar com nosso interior. O silêncio nos permite refletir, orar e buscar a paz que vem de saber que Ele está conosco.

Hoje, encontre um momento para ficar em silêncio. Pode ser apenas alguns minutos na sua casa ou um tempo em um parque. Use esse tempo para orar e ouvir a direção de Deus para sua vida.

Oração
Senhor, ajuda-me a encontrar momentos de silêncio para me conectar contigo. Que eu possa ouvir Tua voz e encontrar paz. Amém.

Afirmação
Encontro paz e clareza em momentos de silêncio com Deus.

Anotações
___
___
___
___
___
___
___

20 Abril
O CAMINHO DA PERSEVERANÇA

"A paciência traz a aprovação de Deus, e essa aprovação cria a esperança."
— Romanos 5:4

A perseverança é um componente essencial em nossa jornada de fé. Cada desafio que enfrentamos, incluindo o câncer, nos ensina algo valioso e nos prepara para o que está por vir. Com o tempo, essa perseverança nos proporciona experiência e, por fim, esperança. Quando olhamos para trás e vemos como Deus nos ajudou a superar dificuldades, nossa esperança se renova.

Hoje, pense em uma experiência difícil que você superou. Como isso a fortaleceu? Como sua fé foi impactada? Reconhecer essas lições nos ajuda a crescer e a confiar mais em Deus.

Oração
Senhor, obrigada pelas lições que aprendi em meio às dificuldades. Que eu possa sempre recordar Tua fidelidade e renovar minha esperança. Amém.

Afirmação
Cada desafio que enfrento me fortalece e me ensina a perseverar.

Anotações
_____
_____
_____
_____
_____
_____
_____
_____

21 Abril
O VALOR DO APOIO

"Como é bom e agradável que o povo de Deus viva unido como se todos fossem irmãos!"
— Salmos 133:1

O apoio de amigos e familiares é um dos maiores tesouros em tempos de dificuldades. Durante o tratamento do câncer, é essencial ter pessoas ao nosso lado, nos encorajando e nos ajudando a carregar o peso da jornada. A união traz força e conforto, permitindo que possamos enfrentar os desafios juntos.

Hoje, faça algo especial para agradecer a alguém que tem sido um apoio importante em sua vida. Um gesto simples de gratidão pode reforçar os laços e mostrar a importância da união.

Oração
Senhor, agradeço pelas pessoas que estão ao meu lado. Que eu possa sempre valorizar e expressar meu amor por elas. Amém.

Afirmação
O apoio de amigos e familiares é uma bênção que fortalece minha jornada.

Anotações
_____
_____
_____
_____
_____
_____
_____

22 Abril
O PODER DA ORAÇÃO

"Orem sempre."
— 1 Tessalonicenses 5:17

A oração é uma das ferramentas mais poderosas que temos à nossa disposição. É por meio da oração que nos conectamos com Deus e expressamos nossas preocupações, nossas esperanças e nossos agradecimentos. Em tempos de desafio, como durante o tratamento do câncer, a oração nos traz conforto e nos lembra de que não estamos sozinhas.

Hoje, reserve um tempo para orar, não apenas por suas necessidades, mas também pelas necessidades de outras pessoas. A intercessão é uma forma poderosa de demonstrar amor e apoio.

Oração
Senhor, ajuda-me a ser constante em oração. Que eu possa buscar Tua presença e interceder pelos outros. Amém.

Afirmação
A oração é minha conexão com Deus e uma fonte de força e paz.

Anotações
_____
_____
_____
_____
_____
_____
_____

23 Abril
A FORÇA DO PERDÃO

"Perdoa as nossas ofensas como também nós perdoamos as pessoas que nos ofenderam."

— Mateus 6:12

O perdão é uma escolha poderosa que pode liberar nossa alma e trazer paz ao coração. Durante momentos difíceis, como o tratamento do câncer, podemos nos sentir sobrecarregadas por mágoas passadas ou ressentimentos. No entanto, Deus nos chama a perdoar, assim como fomos perdoadas. O perdão não é apenas um presente para os outros, mas uma libertação para nós mesmas.

Hoje, reflita sobre alguém a quem você precisa perdoar. Ao liberar essa carga, você encontrará liberdade e renovação em seu coração.

Oração

Senhor, ajuda-me a perdoar aqueles que me ofenderam. Que eu possa encontrar paz e liberdade por meio do perdão. Amém.

Afirmação

Eu libero mágoas e encontro paz no perdão.

Anotações

24 Abril
A LUZ QUE BRILHA EM NÓS

"— Vocês são a luz para o mundo. Não se pode esconder uma cidade construída sobre um monte."

— Mateus 5:14

Cada uma de nós tem uma luz interior que pode brilhar mesmo em meio à escuridão. Durante o tratamento do câncer, pode parecer difícil manter essa luz acesa, mas é importante lembrar que somos chamadas a ser luz para os outros. Nossas experiências, nossas vitórias e até nossas lutas podem inspirar e encorajar aqueles que estão ao nosso redor.

Hoje, pense em como você pode ser luz na vida de alguém. Um sorriso, uma palavra de encorajamento ou um gesto de bondade podem iluminar o dia de alguém que precisa.

Oração

Senhor, ajuda-me a ser uma luz na vida dos outros. Que minha fé e força possam inspirar aqueles ao meu redor. Amém.

Afirmação

Eu sou a luz do mundo e brilho mesmo nas dificuldades.

Anotações

_____
_____
_____
_____
_____
_____
_____

25 Abril
A SABEDORIA EM BUSCAR CONSELHOS

"Com muitos conselheiros, há segurança."
— Provérbios 11:14

Buscar conselhos é um sinal de sabedoria e humildade. Quando estamos enfrentando desafios, é fácil tentar resolver tudo sozinhas. No entanto, Deus nos deu amigos e mentores para nos apoiar e nos guiar. Ao abrirmos nosso coração e buscarmos orientações podemos encontrar soluções e novas perspectivas.

Hoje, considere buscar a sabedoria de alguém em quem você confia. Essa conversa pode trazer alívio e clareza à sua situação.

Oração
Senhor, ajuda-me a buscar conselhos sábios e a ouvir os outros. Que eu possa aprender com aqueles que me cercam. Amém.

Afirmação
Eu sou sábia ao buscar conselhos e ouvir a orientação dos outros.

Anotações

26 Abril
A ESPERANÇA QUE NÃO DESAPARECE

"Essa esperança mantém segura e firme a nossa vida, assim como a âncora mantém seguro o barco."

— Hebreus 6:19

A esperança é a âncora que nos mantém firmes em tempos de tempestade. Ao enfrentar o câncer, é fácil sentir-se perdida ou desanimada, mas a esperança em Deus nos lembra de que há um futuro melhor à frente. Essa esperança nos fortalece e nos permite enfrentar cada dia com coragem e determinação.

Hoje, escreva sobre uma esperança que você tem para o futuro. Deixe que essa esperança a motive e a inspire em sua jornada.

Oração

Senhor, agradeço-Te pela esperança que encontras em mim. Que eu possa sempre lembrar que a esperança é uma âncora que me sustenta em tempos difíceis. Amém.

Afirmação

A esperança é minha âncora, mantendo-me firme em meio às tempestades.

Anotações

_____
_____
_____
_____
_____
_____
_____
_____

27 Abril
A GRAÇA QUE TRANSFORMA

"Mas ele me respondeu: 'A minha graça é tudo o que você precisa, pois o meu poder é mais forte quando você está fraco'."
— 2 Coríntios 12:9

A graça de Deus é um presente maravilhoso que nos transforma de dentro para fora. Em momentos de luta, como o tratamento do câncer, podemos sentir fraqueza, mas é precisamente nessas fraquezas que a graça de Deus se torna visível. Sua graça nos fortalece e nos permite enfrentar desafios com coragem e esperança.

Hoje, reserve um tempo para refletir sobre como a graça de Deus tem operado em sua vida. Reconhecer esses momentos pode trazer paz e renovação à sua alma.

Oração

Senhor, obrigado por Tua graça que me sustenta. Que eu possa sempre confiar em Teu poder, especialmente em minhas fraquezas. Amém.

Afirmação

A graça de Deus me fortalece e me transforma em tempos difíceis.

Anotações

_____
_____
_____
_____
_____
_____
_____
_____

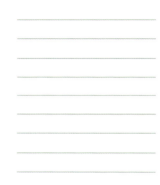
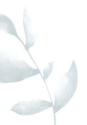
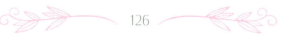

28 Abril
A CORAGEM DE SER VULNERÁVEL

"Pois o Espírito que Deus nos deu não nos torna medrosos; pelo contrário, o Espírito nos enche de poder e de amor e nos torna prudentes."

— 2 Timóteo 1:7

A vulnerabilidade é um aspecto importante da vida e da fé. Quando somos abertas sobre nossas lutas e nossos desafios, permitimos que a luz de Deus brilhe em nós. A coragem de ser vulnerável não apenas nos ajuda a encontrar apoio, como também a fortalecer nossa conexão com Deus e com os outros. É no reconhecimento de nossas fraquezas que encontramos a verdadeira força.

Hoje, considere compartilhar algo que está pesando em seu coração com alguém de confiança. Essa abertura pode trazer alívio e encorajamento.

Oração
Senhor, ajuda-me a ter coragem para ser vulnerável. Que eu possa abrir meu coração para aqueles que me cercam e encontrar apoio em Ti e nos outros. Amém.

Afirmação
Eu sou corajosa ao ser vulnerável, permitindo que minha luz brilhe para os outros.

Anotações
___
___
___
___
___
___
___

29 Abril
A BÊNÇÃO DA COMUNIDADE

"Sem conselhos os planos fracassam, mas com muitos conselheiros há sucesso."

— Provérbios 15:22

A comunidade é uma bênção que nos fortalece em tempos difíceis. Em momentos de luta, como o tratamento do câncer, ter pessoas ao nosso redor que nos apoiam e nos encorajam faz toda a diferença. Ao compartilhar nossas experiências e ouvir as de outras pessoas, encontramos força e esperança.

Hoje, pense em como você pode fortalecer sua comunidade. Isso pode significar participar de um grupo de apoio, oferecer-se para ajudar alguém ou simplesmente estar presente para ouvir.

Oração

Senhor, agradeço pelas pessoas em minha vida que me apoiam. Que eu possa também ser uma fonte de apoio para os outros. Amém.

Afirmação

Eu sou uma parte valiosa da minha comunidade, e juntas encontramos força em nossa jornada.

Anotações

_____
_____
_____
_____
_____
_____
_____

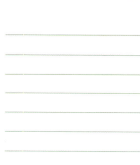

30 Abril
A VITÓRIA DA ESPERANÇA

"Porém, como dizem as Escrituras Sagradas: 'O que ninguém nunca viu nem ouviu, e o que jamais alguém pensou que podia acontecer, foi isso o que Deus preparou para aqueles que o amam'."

— 1 Coríntios 2:9

A esperança nos lembra que mesmo em tempos de dificuldades, Deus tem grandes planos para nós. Cada dia é uma nova oportunidade de ver a mão de Deus em nossas vidas. O tratamento do câncer pode ser desafiador, mas a esperança nos inspira a acreditar que coisas maravilhosas estão por vir. Ao confiarmos em Deus, encontramos a coragem necessária para continuar lutando e esperando por vitórias.

Hoje, escreva sobre uma vitória que você espera alcançar. Deixe que essa expectativa a motive e lembre-a de que Deus está trabalhando em sua vida.

Oração
Senhor, obrigada pelas promessas que tens para mim. Que eu possa viver em esperança e fé, esperando pelas vitórias que virão. Amém.

Afirmação
Eu vivo em esperança, confiando nas grandes coisas que Deus preparou para mim.

Anotações

_____
_____
_____
_____
_____
_____
_____
_____

1 Maio
RENOVANDO A FORÇA

> *"Mas os que confiam no Senhor recebem sempre novas forças. Voam nas alturas como águias, correm e não perdem as forças, andam e não se cansam."*
>
> — Isaías 40:31

O tratamento contra o câncer pode trazer dias de cansaço físico e emocional, mas Deus promete renovar nossas forças. Quando colocamos nossa confiança nEle, somos fortalecidas e encontramos energia para continuar a luta. Assim como as águias, podemos alçar voos altos mesmo em meio a desafios, sabendo que Deus nos sustenta.

Hoje, entregue a Deus qualquer cansaço que esteja sentindo e peça-Lhe para renovar suas forças. Ele está ao seu lado em cada passo dessa jornada.

Oração
Senhor, renova minhas forças hoje. Dá-me coragem e energia para continuar. Confio em Ti para me sustentar. Amém.

Afirmação
Eu confio em Deus e recebo novas forças todos os dias.

Anotações

_____
_____
_____
_____
_____
_____
_____

2 Maio
A PAZ QUE TRANSCENDE

"Não se preocupem com nada, mas em todas as orações peçam a Deus o que vocês precisam e orem sempre com o coração agradecido."
— Filipenses 4:6-7

Durante o tratamento do câncer é comum que a ansiedade tente tomar conta de nossos pensamentos. No entanto, Deus nos convida a entregar nossas preocupações a Ele por meio da oração. Quando fazemos isso, a paz que vem de Deus, uma paz que ultrapassa o entendimento humano, invade nosso coração e nossa mente, nos acalmando.

Hoje, quando sentir ansiedade, faça uma pausa e apresente suas preocupações a Deus. Ele está pronto para te ouvir e trazer a paz que você precisa.

Oração
Senhor, hoje eu entrego minhas preocupações a Ti. Enche meu coração com a Tua paz, que excede todo entendimento. Amém.

Afirmação
Eu entrego minhas preocupações a Deus e recebo Sua paz em meu coração.

Anotações
___
___
___
___
___
___
___
___

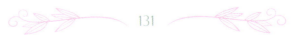

3 Maio
CORAGEM PARA O NOVO DIA

"Lembre da minha ordem: 'Seja forte e corajoso! Não fique desanimado, nem tenha medo, porque eu, o Senhor, seu Deus, estarei com você em qualquer lugar para onde você for!'."

— Josué 1:9

Cada novo dia durante o tratamento pode parecer um desafio desconhecido, mas Deus nos lembra de que Ele está sempre conosco. A coragem que Ele oferece não vem de nossa própria força, mas da certeza de Sua presença constante em nossa vida. Com Ele ao nosso lado podemos enfrentar qualquer desafio, sabendo que Ele nos dá força e coragem para seguirmos adiante.

Hoje, lembre-se de que você não está sozinha. Deus está com você, guiando seus passos e fortalecendo seu coração.

Oração
Senhor, dá-me coragem para enfrentar este dia com confiança, sabendo que estás sempre ao meu lado. Amém.

Afirmação
Eu sou corajosa porque Deus está comigo em cada passo que dou.

Anotações
_____
_____
_____
_____
_____
_____
_____
_____

4 Maio
O AMOR QUE SUSTENTA

"Portanto, agora existem estas três coisas: a fé, a esperança e o amor. Porém a maior delas é o amor."

— 1 Coríntios 13:13

O amor tem um poder incrível de nos sustentar durante as lutas da vida. Seja o amor de Deus, seja o amor das pessoas ao nosso redor, ele nos dá força e nos lembra de que não estamos sozinhas. O tratamento contra o câncer é um caminho desafiador, mas o amor é a base que nos mantém firmes, nos dando esperança e renovando nossa fé.

Hoje, reflita sobre o amor que você tem recebido e como ele tem te sustentado. Permita-se se sentir envolvida por esse amor que te fortalece.

Oração
Senhor, obrigada por Teu amor que me sustenta. Que eu nunca me esqueça do Teu cuidado e do amor das pessoas ao meu redor. Amém.

Afirmação
O amor de Deus e das pessoas ao meu redor me sustenta todos os dias.

Anotações

5 Maio
A FÉ QUE MOVE MONTANHAS

"Eu afirmo a vocês que isto é verdade: se vocês tivessem fé, mesmo que fosse do tamanho de uma semente de mostarda, poderiam dizer a este monte: 'Saia daqui e vá para lá', e ele iria."
— Mateus 17:20

A fé é uma força poderosa. Mesmo a menor quantidade de fé pode fazer coisas extraordinárias. Quando enfrentamos montanhas de desafios, como o câncer, é fácil sentir que a luta é grande demais. Mas com fé podemos mover essas montanhas e ver milagres acontecerem em nossas vidas. A fé nos conecta ao poder de Deus, que é maior do que qualquer obstáculo.

Hoje, escolha confiar em Deus, mesmo que sua fé pareça pequena. Ele pode usar essa fé para realizar coisas grandiosas.

Oração
Senhor, aumenta minha fé hoje. Que eu possa ver as montanhas da minha vida sendo movidas pelo Teu poder. Amém.

Afirmação
Minha fé, por menor que seja, pode mover montanhas em minha vida.

Anotações

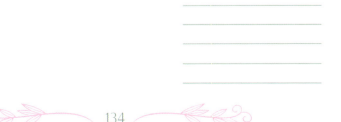

6 Maio
CONFIANÇA EM MEIO À TEMPESTADE

"Ainda que eu ande por um vale escuro como a morte, não terei medo de nada. Pois tu, ó Senhor Deus, estás comigo; tu me proteges e me diriges."

— Salmos 23:4

A vida nem sempre é fácil e às vezes enfrentamos tempestades que parecem insuportáveis. O tratamento do câncer pode ser comparado a um desses vales escuros, mas Deus promete estar ao nosso lado, guiando-nos com Seu amor e Sua proteção. Mesmo nas horas mais difíceis podemos confiar que Ele não nos abandonará.

Hoje, confie que Deus está caminhando com você, segurando sua mão e te guiando para a luz.

Oração

Senhor, mesmo nas tempestades da vida, eu confio que Tu estás comigo. Obrigada por Tua presença constante. Amém.

Afirmação

Eu confio em Deus, mesmo nas tempestades, pois Ele está sempre ao meu lado.

Anotações

7 Maio
ESPERANÇA NO AMANHÃ

"Só eu conheço os planos que tenho para vocês: prosperidade e não desgraça e um futuro cheio de esperança. Sou eu, o Senhor, quem está falando."

— Jeremias 29:11

Deus tem planos maravilhosos para cada uma de nós. Mesmo quando enfrentamos momentos difíceis, como o tratamento do câncer, podemos confiar que Ele está nos guiando para um futuro cheio de esperança. Ele não nos abandona no presente e tem um propósito para cada passo de nossa jornada. Nossa história está nas mãos de Deus e o futuro que Ele planejou é bom.

Hoje, descanse na promessa de que Deus tem um futuro cheio de esperança preparado para você.

Oração
Senhor, obrigada por Tua promessa de esperança e de um futuro melhor. Que eu possa confiar em Teus planos todos os dias. Amém.

Afirmação
Eu confio nos planos de Deus, que são cheios de esperança e futuro.

Anotações

8 Maio
A FORÇA DA ORAÇÃO

"Orem sempre, guiados pelo Espírito de Deus."
— Efésios 6:18

A oração é uma das armas mais poderosas que temos em nossa jornada de fé. Durante o tratamento do câncer, a oração nos conecta ao coração de Deus e nos fortalece. Não importa quão difícil seja o caminho, podemos recorrer à oração em qualquer momento. Ela nos dá paz, nos renova e nos permite entregar nossas lutas nas mãos de Deus.

Hoje, faça da oração sua força. Mesmo que seja uma oração simples, saiba que Deus a ouve e responde.

Oração
Senhor, ensina-me a orar em todos os momentos. Que eu possa encontrar em Ti a força de que preciso por meio da oração. Amém.

Afirmação
Eu encontro força em Deus quando oro e entrego minhas lutas a Ele.

Anotações

9 Maio
RENOVANDO A ESPERANÇA

"Que Deus, que nos dá essa esperança, encha vocês de alegria e de paz, por meio da fé que vocês têm nele, a fim de que a esperança de vocês aumente pelo poder do Espírito Santo!"

— Romanos 15:13

A esperança é o que nos mantém firmes, mesmo nos dias mais desafiadores. Durante a luta contra o câncer, Deus quer nos encher de alegria e paz por meio de nossa confiança nEle. Quando escolhemos confiar em Deus, permitimos que o Espírito Santo trabalhe em nossos corações, enchendo-nos de uma esperança que transborda, mesmo em tempos difíceis. Essa esperança é renovada diariamente, à medida que descansamos na certeza do amor e no cuidado de Deus.

Hoje, renove sua esperança em Deus, lembrando-se de que Ele está com você e que o futuro está em Suas mãos.

Oração
Senhor, enche meu coração com Tua esperança e paz hoje. Que eu possa transbordar da Tua alegria, confiando plenamente em Ti. Amém.

Afirmação
Minha esperança é renovada em Deus a cada dia e eu confio no Seu cuidado para o futuro.

Anotações

_____
_____
_____
_____
_____
_____
_____

10 Maio
A ALEGRIA EM MEIO À LUTA

"A alegria que o Senhor dá fará com que vocês fiquem fortes."
— Neemias 8:10

Mesmo em meio à luta contra o câncer, podemos encontrar alegria no Senhor. Essa alegria não depende das circunstâncias, ela vem do profundo relacionamento com Deus. Ela nos fortalece para enfrentar cada dia com coragem e confiança, sabendo que Ele está conosco em todas as batalhas. Quando permitimos que a alegria de Deus encha nosso coração, somos renovadas e fortalecidas.

Hoje, escolha focar na alegria que vem do Senhor, sabendo que ela te dará força para continuar.

Oração
Senhor, enche meu coração com a Tua alegria. Que eu encontre força em Ti para seguir em frente, mesmo nos dias mais difíceis. Amém.

Afirmação
A alegria do Senhor me fortalece e me dá coragem todos os dias.

Anotações
___
___
___
___
___
___
___

11 Maio
DESCANSANDO EM DEUS

> *"— Venham a mim, todos vocês que estão cansados de carregar as suas pesadas cargas, e eu lhes darei descanso."*
> — Mateus 11:28

O tratamento contra o câncer pode ser exaustivo, tanto fisicamente quanto emocionalmente. Mas Jesus nos convida a ir até Ele com nossas cargas, prometendo nos dar descanso. Esse descanso não é apenas físico, mas também espiritual e emocional. Quando entregamos nossas preocupações e fadigas a Deus, Ele nos renova e nos dá a paz de que precisamos para continuar.

Hoje, entregue suas preocupações a Jesus e permita que Ele renove seu coração com descanso e paz.

Oração
Senhor, eu coloco diante de Ti minhas cargas e preocupações. Que eu possa descansar em Tua presença e ser renovada pelo Teu amor. Amém.

Afirmação
Eu encontro descanso em Deus quando entrego minhas preocupações a Ele.

Anotações

12 Maio
PROTEGIDA NAS MÃOS DE DEUS

"O Senhor guardará você; ele está sempre ao seu lado para protegê-lo."
— Salmos 121:5

Quando passamos por momentos difíceis, como o tratamento de uma doença, é reconfortante lembrar que Deus é nosso protetor. Ele está sempre ao nosso lado, cuidando de cada detalhe de nossa vida e nos guardando do mal. Não importa o quão assustadora a jornada possa parecer, podemos descansar sabendo que estamos seguras nas mãos de Deus.

Hoje, confie que Deus está cuidando de você em cada passo e que Ele nunca te deixará sozinha.

Oração
Senhor, obrigada por ser meu protetor e estar sempre ao meu lado. Confio em Ti para me guardar e me proteger todos os dias. Amém.

Afirmação
Eu estou protegida nas mãos de Deus, que cuida de mim em todos os momentos.

Anotações
_____
_____
_____
_____
_____
_____
_____

13 Maio
ESPERANÇA EM MEIO AO SOFRIMENTO

"Que a esperança que vocês têm os mantenha alegres; aguentem com paciência os sofrimentos e orem sempre."
— Romanos 12:12

A esperança nos dá a força para enfrentar o sofrimento com paciência e perseverança. Durante o tratamento do câncer, pode ser difícil encontrar razões para se alegrar, mas a esperança em Deus nos lembra de que Ele está no controle e que há um propósito para cada desafio. Ao mantermos nossos olhos em Deus e continuarmos em oração, encontramos a paz e a força necessárias para suportar as tribulações.

Hoje, escolha se alegrar na esperança que Deus te oferece e mantenha-se firme em oração.

Oração
Senhor, em meio às tribulações, que eu encontre alegria na esperança e perseverança na oração. Obrigada por estar comigo em cada momento. Amém.

Afirmação
Eu me alegro na esperança e na perseverança que encontro em Deus.

Anotações
_____
_____
_____
_____
_____
_____
_____
_____

14 Maio
A LUZ QUE BRILHA NA ESCURIDÃO

"O Senhor Deus é a minha luz e a minha salvação; de quem terei medo? O Senhor me livra de todo perigo; não ficarei com medo de ninguém."
— Salmos 27:1

Nos dias mais sombrios, quando o tratamento parece pesar sobre nós, Deus nos lembra de que Ele é a nossa luz e a nossa salvação. A luz de Deus brilha em meio à escuridão, dissipando o medo e trazendo esperança. Não precisamos temer o futuro, pois Ele está conosco, guiando-nos com Sua luz em cada passo que damos.

Hoje, permita que a luz de Deus brilhe sobre você e dissipe todo medo e toda incerteza.

Oração
Senhor, Tu és a minha luz. Brilha sobre mim hoje e retira todo o medo do meu coração. Amém.

Afirmação
Eu caminho na luz de Deus sem medo, pois Ele é minha salvação.

Anotações

15 Maio
CONFIANÇA NO CUIDADO DE DEUS

"Entreguem todas as suas preocupações a Deus, pois ele cuida de vocês."

— 1 Pedro 5:7

Quando nos sentimos sobrecarregadas pelas preocupações do dia a dia, é importante lembrar que Deus cuida de nós. Ele se importa com cada detalhe de nossa vida e nos convida a entregar nossas ansiedades a Ele. O cuidado de Deus é constante e fiel, e podemos confiar que Ele está sempre atento às nossas necessidades.

Hoje, faça uma pausa e entregue suas preocupações a Deus, sabendo que Ele está cuidando de você.

Oração
Senhor, eu coloco todas as minhas preocupações diante de Ti. Obrigada por Teu cuidado constante em minha vida. Amém.

Afirmação
Eu confio no cuidado de Deus, que se preocupa com cada detalhe da minha vida.

Anotações

_____
_____
_____
_____
_____
_____
_____

16 Maio
O AMOR QUE CURA

"Mas, para vocês que me temem, a minha salvação brilhará como o sol, trazendo vida nos seus raios."

— Malaquias 4:2

Deus é o grande médico e Ele tem o poder de curar não apenas o nosso corpo, mas também a nossa alma. Seu amor é como um bálsamo que traz cura para as feridas mais profundas. Durante o tratamento, podemos confiar que Deus está trabalhando em nós, trazendo cura e restauração. Seu amor nos envolve, nos dando força e esperança para cada novo dia.

Hoje, descanse no amor curador de Deus e confie que Ele está trabalhando em sua vida, trazendo cura e renovação.

Oração
Senhor, obrigada pelo Teu amor que cura. Que eu possa sentir Tua mão de cura sobre mim todos os dias. Amém.

Afirmação
O amor de Deus está me curando e renovando a minha vida a cada dia.

Anotações

17 Maio
ESPERANÇA NA PALAVRA DE DEUS

"A tua palavra é lâmpada para guiar os meus passos, é luz que ilumina o meu caminho."

— Salmos 119:105

A Palavra de Deus é um farol que nos guia em meio às incertezas da vida. Durante o tratamento, quando nos sentimos perdidas ou sem direção, podemos encontrar esperança e clareza nas promessas de Deus. Sua Palavra nos oferece consolo e orientação, e nos lembra de que Ele está no controle de todas as coisas.

Hoje, passe um tempo refletindo sobre a Palavra de Deus e permita que ela ilumine seu caminho.

Oração
Senhor, que a Tua Palavra seja minha guia e luz em cada passo que eu der. Obrigada por Tua orientação e Tua esperança. Amém.

Afirmação
A Palavra de Deus ilumina meu caminho e me enche de esperança.

Anotações

18 Maio
FORÇA NA COMUNHÃO

"Porque, onde dois ou três estão juntos em meu nome, eu estou ali com eles."

— Mateus 18:20

A jornada de tratamento pode parecer solitária, mas há força na comunhão. Deus nos criou para vivermos em comunidade e nos apoiarmos uns aos outros. Quando nos reunimos em oração, seja com amigos, familiares ou em grupo, Deus está presente no meio de nós. Há poder na união, e através dela podemos encontrar encorajamento e suporte.

Hoje, procure fortalecer sua comunhão com aqueles que te apoiam e ore em grupo, sabendo que Deus está presente.

Oração
Senhor, obrigada pela comunhão que tenho com meus irmãos e minhas irmãs. Que possamos sempre nos apoiar em Tua presença. Amém.

Afirmação
Eu encontro força na comunhão e no poder da oração em conjunto.

Anotações
___
___
___
___
___
___
___
___

19 Maio
PAZ EM MEIO À TEMPESTADE

"— Deixo com vocês a paz. É a minha paz que eu lhes dou; não lhes dou a paz como o mundo a dá. Não fiquem aflitos, nem tenham medo."

— João 14:27

No meio da tempestade, Deus oferece uma paz que o mundo não pode entender. Durante o tratamento, as incertezas e os medos podem tentar roubar nossa tranquilidade, mas Jesus nos lembra de que Ele nos dá Sua paz, uma paz que transcende toda situação. Essa paz acalma nosso coração e nos dá força para enfrentarmos cada desafio com confiança. Não precisamos temer, pois Cristo está conosco.

Hoje, confie na paz que Jesus oferece e deixe que ela encha o seu coração, dissipando todo medo e toda aflição.

Oração
Senhor, obrigada pela Tua paz, que acalma meu coração. Que eu possa descansar em Ti e não me deixar ser levada pelo medo. Amém.

Afirmação
A paz de Deus habita em mim e eu não tenho medo do que está por vir.

Anotações
_____
_____
_____
_____
_____
_____
_____

20 Maio
CONFIANÇA NAS PROMESSAS DE DEUS

"Só eu conheço os planos que tenho para vocês: prosperidade e não desgraça e um futuro cheio de esperança. Sou eu, o Senhor, quem está falando."
— Jeremias 29:11

Mesmo quando não entendemos o que está acontecendo, podemos confiar que Deus tem planos de esperança e prosperidade para nossas vidas. O tratamento contra o câncer pode trazer dias de incerteza, mas Deus já conhece nosso futuro e tem promessas de vida e paz. Suas promessas são firmes e verdadeiras, e podemos descansar sabendo que Ele está no controle de cada detalhe.

Hoje, confie nas promessas de Deus, lembrando que Ele tem o melhor para sua vida e que tudo está em Suas mãos.

Oração
Senhor, obrigada por Tua promessa de esperança e futuro. Que eu possa confiar em Teus planos, mesmo quando não os entendo completamente. Amém.

Afirmação
Eu confio nos planos de Deus para minha vida, pois sei que eles são bons e cheios de esperança.

Anotações
_____
_____
_____
_____
_____
_____
_____

21 Maio
RENOVANDO A FORÇA EM DEUS

"Mas os que confiam no Senhor recebem sempre novas forças. Voam nas alturas como águias, correm e não perdem as forças, andam e não se cansam."

— Isaías 40:31

Durante o tratamento é comum sentir-se fisicamente e emocionalmente esgotada. Mas a promessa de Deus é clara: aqueles que esperam nEle terão suas forças renovadas. Não importa quão cansada você se sinta, Deus é capaz de restaurar suas energias e te dar forças para continuar. Ele te levanta e te sustenta, assim como uma águia voa alto sobre as tempestades.

Hoje, espere em Deus e permita que Ele renove suas forças, te capacitando a seguir em frente com coragem.

Oração
Senhor, renova minhas forças hoje. Que eu possa descansar em Ti e ser fortalecida pelo Teu poder. Amém.

Afirmação
Em Deus, minhas forças são renovadas, e eu sou capaz de enfrentar qualquer desafio.

Anotações

22 Maio
O PODER DO AMOR DE DEUS

"Pois eu tenho a certeza de que nada pode nos separar do amor de Deus: nem a morte, nem a vida; nem os anjos, nem outras autoridades ou poderes celestiais; nem o presente, nem o futuro; nem o mundo lá de cima, nem o mundo lá de baixo. Em todo o Universo não há nada que possa nos separar do amor de Deus, que é nosso por meio de Cristo Jesus, o nosso Senhor."
— Romanos 8:38-39

O amor de Deus por nós é inabalável e imensurável. Nada neste mundo pode nos separar do Seu amor, nem mesmo as dificuldades ou enfermidades. Durante o tratamento, você pode se sentir frágil ou insegura, mas lembre-se de que o amor de Deus permanece firme. Ele está com você em todos os momentos, te cercando e te sustentando com Seu amor infinito.

Hoje, permita que o amor de Deus te envolva, lembrando que nada pode te separar desse amor.

Oração
Senhor, obrigada por Teu amor inabalável. Que eu possa sentir Tua presença ao meu redor hoje, lembrando que nada pode me separar de Ti. Amém.

Afirmação
O amor de Deus me envolve e nada pode me separar dEle.

Anotações

23 Maio
DEUS É A MINHA FORTALEZA

> "O Senhor é a minha rocha, a minha fortaleza e o meu libertador. O meu Deus é uma rocha em que me escondo. Ele me protege como um escudo; ele é o meu abrigo, e com ele estou seguro."
>
> — Salmos 18:2

Deus é nossa fortaleza em tempos de dificuldade. Quando nos sentimos fracas, Ele é a rocha firme em que podemos nos apoiar. Durante o tratamento contra o câncer, é natural sentir-se vulnerável, mas Deus nos oferece refúgio e força. Ele é nossa proteção e nossa libertação, aquele em quem podemos confiar completamente.

Hoje, refugie-se em Deus e permita que Ele seja sua fortaleza e sua fonte de força.

Oração

Senhor, Tu és a minha fortaleza. Que eu possa sempre me refugiar em Ti e encontrar força em Tua presença. Amém.

Afirmação

Deus é a minha fortaleza, e nEle encontro refúgio e força.

Anotações

24 Maio
A PRESENÇA CONFORTANTE DE DEUS

"Ainda que eu ande por um vale escuro como a morte, não terei medo de nada. Pois tu, ó Senhor Deus, estás comigo; tu me proteges e me diriges."

— Salmos 23:4

Mesmo nos momentos mais sombrios da nossa vida, a presença de Deus está conosco. Ele não nos deixa sozinhas no "vale escuro", mas nos guia com Seu amor e cuidado. Quando enfrentamos tratamentos difíceis ou notícias desafiadoras, podemos confiar que Deus está ao nosso lado, nos consolando e nos guiando em cada passo. Seu conforto é o que nos sustenta.

Hoje, lembre-se de que Deus está com você, mesmo nas situações mais difíceis. Você nunca está sozinha.

Oração
Senhor, obrigada por estar comigo nos momentos mais difíceis. Que eu possa sempre sentir Tua presença reconfortante ao meu lado. Amém.

Afirmação
Deus está comigo em todas as situações, guiando-me e me confortando.

Anotações
_____
_____
_____
_____
_____
_____
_____
_____

25 Maio
O SENHOR É MEU SUSTENTO

"O Senhor é a minha força e o meu escudo; com todo o coração eu confio nele. O Senhor me ajuda."

— Salmos 28:7

Durante os tratamentos e os desafios que eles trazem podemos confiar que Deus é nosso sustento. Ele é nossa força quando nos sentimos fracas e nosso escudo quando nos sentimos vulneráveis. A cada dia podemos recorrer a Ele, sabendo que Ele nos ajuda e nos fortalece. Nosso coração encontra descanso e confiança em Sua ajuda constante.

Hoje, confie em Deus para ser sua força e sustento em todos os momentos.

Oração
Senhor, obrigada por ser minha força e meu escudo. Que meu coração sempre confie em Ti, sabendo que recebo ajuda de Tuas mãos. Amém.

Afirmação
Deus é meu sustento e minha força em todos os momentos.

Anotações

26 Maio
VITÓRIA EM CRISTO

"Em todas essas situações temos a vitória completa por meio daquele que nos amou."
— Romanos 8:37

A vitória em Cristo não depende das circunstâncias ao nosso redor. Em meio ao tratamento podemos nos lembrar de que, em Cristo, somos mais do que vencedoras. Não importa quais sejam as batalhas, a vitória já foi garantida por meio do amor de Deus. Podemos enfrentar cada desafio com coragem, sabendo que em Jesus já fomos feitas vitoriosas.

Hoje, lembre-se da vitória que já é sua em Cristo e enfrente os desafios com fé.

Oração
Senhor, obrigada pela vitória que tenho em Ti. Que eu enfrente cada desafio com confiança, sabendo que sou mais do que vencedora. Amém.

Afirmação
Sou mais do que vencedora em Cristo, e a vitória já é minha.

Anotações

27 Maio
CAMINHANDO COM FÉ

"Porque vivemos pela fé e não pelo que vemos."
— 2 Coríntios 5:7

Em meio aos tratamentos, nem sempre vemos ou entendemos tudo o que está acontecendo. Mas Deus nos chama a caminhar pela fé, confiando que Ele está no controle, mesmo quando não podemos ver o futuro claramente. A fé nos leva a acreditar que Deus está operando em nosso favor, mesmo nas pequenas coisas, e que Ele está sempre presente. Viver pela fé nos ajuda a não nos desesperarmos com as dificuldades, mas a confiarmos no plano maior de Deus para nossas vidas.

Hoje, caminhe pela fé sabendo que mesmo que você não veja o fim da jornada, Deus já preparou o caminho para sua vitória.

Oração
Senhor, ajuda-me a caminhar pela fé, mesmo quando não vejo o que está por vir. Que eu possa confiar em Ti e no Teu plano para mim. Amém.

Afirmação
Eu vivo pela fé sabendo que Deus está no controle de tudo.

Anotações

28 Maio
FORÇA EM MEIO À FRAQUEZA

"Mas ele me respondeu: 'A minha graça é tudo o que você precisa, pois o meu poder é mais forte quando você está fraco'."
— 2 Coríntios 12:9

Há dias em que a fraqueza parece maior do que a força, mas é nesses momentos que o poder de Deus se manifesta em nossas vidas. Sua graça é suficiente para nos sustentar, mesmo quando estamos fisicamente ou emocionalmente esgotadas. Deus usa nossa fraqueza para demonstrar Sua força, nos lembrando que não estamos sozinhas. Podemos descansar em Sua graça e confiar que mesmo nos momentos mais difíceis, Ele está nos fortalecendo.

Hoje, lembre-se de que, em sua fraqueza, a força de Deus brilha ainda mais forte.

Oração
Senhor, obrigada por Tua graça, que me sustenta nos dias de fraqueza. Que eu possa sempre me apoiar em Ti e encontrar força em Tua presença. Amém.

Afirmação
A graça de Deus é suficiente para mim e Sua força se aperfeiçoa na minha fraqueza.

Anotações
_____
_____
_____
_____
_____
_____
_____

29 Maio
SUSTENTADA PELO AMOR DE DEUS

"E nós mesmos conhecemos o amor que Deus tem por nós e cremos nesse amor. Deus é amor. Aquele que vive no amor vive unido com Deus, e Deus vive unido com ele."

— 1 João 4:16

O amor de Deus é a âncora que nos mantém firmes em tempos de tempestade. Quando estamos passando pelo tratamento, o amor de Deus é o que nos sustenta e nos dá forças para continuar. Ele nos convida a permanecer em Seu amor, confiar em Seu cuidado e descansar na certeza de que Ele está conosco em cada passo. Ao nos enraizarmos nesse amor, encontramos a segurança e a paz de que precisamos para enfrentar qualquer desafio.

Hoje, permita-se ser sustentada pelo amor de Deus, confiando que Ele cuida de você a cada momento.

Oração
Senhor, obrigada pelo Teu amor, que me sustenta. Que eu permaneça sempre em Ti e confie no Teu cuidado constante. Amém.

Afirmação
O amor de Deus me sustenta e me dá forças para seguir em frente.

Anotações
_____
_____
_____
_____
_____
_____
_____
_____

30 Maio
O REFÚGIO SEGURO

"O Senhor Deus é bom. Em tempos difíceis, ele salva o seu povo e cuida dos que procuram a sua proteção."
— Naum 1:7

Quando os dias são difíceis e as preocupações parecem maiores, encontramos em Deus o nosso refúgio. Ele é o lugar seguro onde podemos descansar, sabendo que estamos protegidas e amparadas. Durante o tratamento, é natural sentir momentos de angústia, mas podemos ter a certeza de que o Senhor nos protege e está conosco em cada situação. Ele é nossa fortaleza, onde podemos nos abrigar e encontrar paz.

Hoje, lembre-se de que Deus é seu refúgio em tempos de dificuldade e de que Ele está sempre ao seu lado.

Oração

Senhor, Tu és meu refúgio. Que eu possa sempre correr para Ti em tempos de angústia, sabendo que estou segura em Tua presença. Amém.

Afirmação

Deus é o meu refúgio seguro e nEle encontro proteção e paz.

Anotações

___
___
___
___
___
___
___
___

31 Maio
RENOVADAS EM CRISTO

"Quem está unido com Cristo é uma nova pessoa; acabou-se o que era velho, e já chegou o que é novo."

— 2 Coríntios 5:17

Em Cristo, somos constantemente renovadas. Não importa o que enfrentamos no passado ou os desafios que estamos vivendo agora, Deus nos dá a oportunidade de recomeçarmos e vivermos uma vida nova e plena nEle. O câncer pode ter trazido desafios e dores, mas em Cristo encontramos renovação, força e esperança. As coisas antigas já ficaram para trás e um novo futuro se abre diante de nós, cheio da graça e da presença de Deus.

Hoje, abrace a renovação que Cristo oferece e permita que Ele faça todas as coisas novas em sua vida.

Oração

Senhor, obrigada por Tua renovação diária em minha vida. Que eu deixe para trás o que me pesa e abrace o novo que tens para mim. Amém.

Afirmação

Em Cristo, sou renovada e tenho um futuro cheio de esperança.

Anotações

1 Junho
A PAZ QUE VEM DE DEUS

"— Deixo com vocês a paz. É a minha paz que eu lhes dou; não lhes dou a paz como o mundo a dá. Não fiquem aflitos, nem tenham medo."
— João 14:27

No meio das batalhas que enfrentamos, Deus nos oferece uma paz que o mundo não pode dar. Sua paz não depende das circunstâncias; ela é um presente que acalma nossos corações, mesmo nos momentos de maior incerteza. Ao passar pelo tratamento, você pode encontrar essa paz em Cristo, que promete estar com você em cada passo. Não importa o que esteja ao seu redor, Deus quer que você descanse na paz que Ele oferece.

Hoje, aceite essa paz divina e permita que ela acalme seu coração.

Oração
Senhor, obrigada pela Tua paz, que excede todo entendimento. Ajuda-me a confiar em Ti e a sentir essa paz em meu coração. Amém.

Afirmação
A paz de Deus enche meu coração, mesmo em tempos de dificuldade.

Anotações

2 Junho
DEUS ME FORTALECE

"Com a força que Cristo me dá, posso enfrentar qualquer situação."
— Filipenses 4:13

O tratamento contra o câncer pode parecer uma jornada impossível às vezes, mas Deus está ao seu lado, fortalecendo-a em cada passo. Ele nunca nos dá desafios maiores do que podemos suportar, e mesmo quando nos sentimos fracas, Sua força nos sustenta. Acredite que, em Deus, você tem a capacidade de superar cada obstáculo. Ele é sua fonte de força e está pronto para te levantar nos dias mais difíceis.

Hoje, lembre-se de que, em Cristo, você pode tudo.

Oração
Senhor, que eu me lembre sempre de que minha força vem de Ti. Sustenta-me em cada passo dessa jornada. Amém.

Afirmação
Em Cristo, tenho força para vencer todos os desafios.

Anotações

3 Junho
ESPERANÇA QUE NÃO FALHA

"Nós pomos a nossa esperança em Deus, o Senhor; ele é a nossa ajuda e o nosso escudo."

— Salmos 33:20

Quando tudo parece incerto, nossa esperança pode se enfraquecer, mas Deus nos oferece uma esperança que nunca falha. Ele é nosso auxílio e proteção, e mesmo nos momentos de maior desafio podemos confiar que Ele está trabalhando em nosso favor. A esperança em Deus não decepciona, porque sabemos que Ele tem o controle de nossas vidas e cuida de cada detalhe.

Hoje, alimente sua esperança em Deus, sabendo que Ele é fiel e está ao seu lado.

Oração
Senhor, obrigada por ser minha esperança constante. Ajuda-me a confiar em Ti em todos os momentos. Amém.

Afirmação
Minha esperança está em Deus, que nunca falha.

Anotações
_____
_____
_____
_____
_____
_____
_____
_____
_____

4 Junho
O AMOR QUE CURA

"O Senhor Deus os protegerá de toda enfermidade."
— Deuteronômio 7:15

O amor de Deus é tão grande que Ele cuida de cada parte de nós, inclusive da nossa saúde. Mesmo em meio ao tratamento, saiba que Deus está contigo, trazendo cura ao seu corpo e a sua alma. Ele conhece suas dores e preocupações e está constantemente trabalhando para restaurar sua saúde e trazer paz ao seu coração. Confie no amor de Deus, que cuida de cada detalhe da sua vida, e permita que Ele traga cura onde é necessário.

Hoje, confie no amor curador de Deus e entregue a Ele suas preocupações.

Oração
Senhor, confio em Teu amor e em Tua cura. Cuida de mim e restaura minha saúde completamente. Amém.

Afirmação
Deus está cuidando de mim, trazendo cura e restauração.

Anotações

5 Junho
CONFIANÇA EM DEUS

"Entregue os seus problemas ao Senhor, e ele o ajudará."
— Salmos 55:22

As preocupações podem ser um fardo pesado, especialmente durante o tratamento, mas Deus nos convida a entregar tudo a Ele. Quando colocamos nossas ansiedades em Suas mãos, Ele promete nos sustentar e nos dar força para continuarmos. Não precisamos carregar nossos medos e incertezas sozinhas; Deus está ao nosso lado, disposto a nos ajudar. Confie nEle para carregar o que você não pode e sinta a paz que vem dessa confiança.

Hoje, entregue suas preocupações a Deus e descanse em Sua promessa de sustento.

Oração
Senhor, ajuda-me a confiar mais em Ti e a entregar minhas preocupações nas Tuas mãos. Sustenta-me em cada passo. Amém.

Afirmação
Confio no Senhor, que sustenta minhas forças e cuida de mim.

Anotações

6 Junho
FORÇA PARA HOJE

"O Senhor dá força ao seu povo e o abençoa, dando-lhe tudo o que é bom."

— Salmos 29:11

Cada dia traz seus próprios desafios, mas Deus é quem dá a força necessária para enfrentá-los. Ele conhece suas limitações e oferece a força que você precisa, não apenas física, mas também emocional e espiritual. Mesmo quando você se sente fraca, saiba que Deus está te fortalecendo e te abençoando com Sua paz. Não importa o quão difícil seja o dia, Ele está com você, pronto para te sustentar.

Hoje, confie que Deus está te dando a força necessária para superar os desafios do dia.

Oração
Senhor, obrigada por me dar a força de que preciso a cada dia. Que eu possa sempre me apoiar em Ti. Amém.

Afirmação
Deus me dá a força de que preciso para cada dia.

Anotações

7 Junho
NOVAS MISERICÓRDIAS

"Esse amor e essa bondade são novos todas as manhãs."
— Lamentações 3:23

Todos os dias, Deus renova Suas misericórdias sobre nós. Não importa como foi o dia anterior, hoje é uma nova oportunidade de experimentar Seu amor e Sua graça. Ele não nos julga pelos nossos erros ou nossas fraquezas, e nos oferece uma nova chance de recomeçar. Durante o tratamento, lembre-se de que cada manhã é uma oportunidade de sentir a misericórdia de Deus de maneira nova e fresca, trazendo esperança para o que está por vir.

Hoje, receba as misericórdias renovadas de Deus e comece seu dia com esperança.

Oração

Senhor, obrigada por renovar Tuas misericórdias a cada manhã. Ajuda-me a viver hoje com esperança e confiança em Ti. Amém.

Afirmação

A cada manhã, Deus renova Suas misericórdias sobre mim.

Anotações

8 Junho
O SENHOR ESTÁ COMIGO

"Estou certo de que o Senhor está sempre comigo; ele está ao meu lado direito, e nada pode me abalar."

— Salmo 16:8

É fácil sentir-se sozinha durante momentos difíceis, mas Deus nos lembra de que Ele está sempre ao nosso lado. Ele nunca nos deixa e caminha conosco em cada etapa do tratamento. Nos dias de dúvida ou medo, volte seu coração para Deus, sabendo que Ele está com você em todos os momentos. Sua presença traz conforto e segurança, independentemente do que está acontecendo ao seu redor.

Hoje, tenha certeza de que Deus está com você, sustentando-a em cada passo da jornada.

Oração
Senhor, obrigada por estar sempre ao meu lado. Que eu sinta Tua presença hoje e sempre. Amém.

Afirmação
Deus está comigo em cada momento, me sustentando e me fortalecendo.

Anotações
_____
_____
_____
_____
_____
_____
_____
_____

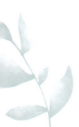
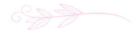
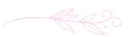

9 Junho
ALEGRIA EM MEIO ÀS PROVAÇÕES

"Meus irmãos, sintam-se felizes quando passarem por todo tipo de aflições."
— Tiago 1:2

É difícil imaginar alegria em meio às provações, mas Deus nos ensina que essas dificuldades podem nos fortalecer e nos aproximar mais dEle. O tratamento pode ser uma prova de fé e resistência, mas também é uma oportunidade de crescer espiritualmente, aprendendo a confiar ainda mais em Deus. Ao enfrentarmos desafios, podemos encontrar alegria ao saber que Deus está trabalhando em nós e por meio de nós, moldando-nos para sermos ainda mais fortes.

Hoje, procure a alegria que vem de saber que Deus está com você, mesmo nas provações.

Oração
Senhor, ajuda-me a encontrar alegria mesmo nas dificuldades, sabendo que Tu estás me moldando para algo maior. Amém.

Afirmação
Encontro alegria em saber que Deus está comigo em cada prova.

Anotações
_____
_____
_____
_____
_____
_____
_____
_____

10 Junho
FORTALECIDA EM DEUS

"Ainda que a minha mente e o meu corpo enfraqueçam, Deus é a minha força, ele é tudo o que sempre preciso."
— Salmos 73:26

Nos momentos de fraqueza é natural que seu corpo e sua mente sintam o peso do tratamento. No entanto, Deus é a sua força constante. Quando seu coração parece cansado, Ele está presente, oferecendo renovação e vigor. Você não está sozinha nessa luta, pois Deus é a sua rocha, e em meio à fraqueza Ele te fortalece. Saiba que mesmo nos dias mais difíceis, o Senhor é sua força e seu sustento.

Hoje, reconheça que Deus é a sua força, mesmo quando seu corpo está cansado.

Oração
Senhor, em minha fraqueza encontro força em Ti. Renova minhas forças para que eu possa continuar. Amém.

Afirmação
Deus é minha força e me sustenta todos os dias.

Anotações
_____
_____
_____
_____
_____
_____
_____
_____

11 Junho
DESCANSO NAS PROMESSAS DE DEUS

"— Venham a mim, todos vocês que estão cansados de carregar as suas pesadas cargas, e eu lhes darei descanso."
— Mateus 11:28

Há dias em que o cansaço físico e o cansaço emocional parecem insuportáveis, mas Jesus nos convida a entregar nossas cargas a Ele. Quando você sente que não consegue mais, lembre-se de que o Senhor oferece descanso para sua alma. Ele te sustenta em momentos de fraqueza e renova suas energias. Entregue a Ele suas preocupações e seus medos, e permita que o descanso de Deus renove sua força para continuar.

Hoje, encontre descanso nas promessas de Deus e deixe que Ele carregue suas preocupações.

Oração
Senhor, entrego a Ti todas as minhas preocupações e cansaços. Dá-me o Teu descanso e renova minhas forças. Amém.

Afirmação
Encontro descanso nas promessas de Deus, que alivia minhas cargas.

Anotações
___
___
___
___
___
___
___
___

12 Junho
RENOVANDO AS FORÇAS

"Mas os que confiam no Senhor recebem sempre novas forças. Voam nas alturas como águias, correm e não perdem as forças, andam e não se cansam."

— Isaías 40:31

Esperar em Deus pode ser desafiador, mas é nesse tempo que Ele renova suas forças. Assim como as águias voam alto, Deus te levanta acima das circunstâncias. No tratamento, cada dia pode parecer uma corrida sem fim, mas com Deus ao seu lado, você não ficará exausta. Ele está contigo, fortalecendo-a para seguir em frente, mesmo nos dias em que parece difícil.

Hoje, espere no Senhor e permita que Ele renove suas forças para enfrentar o que vier.

Oração
Senhor, renova minhas forças enquanto espero em Ti. Que eu possa continuar firme, sabendo que estás comigo. Amém.

Afirmação
Deus renova minhas forças e me levanta acima das dificuldades.

Anotações

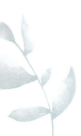

13 Junho
ENFRENTANDO O MEDO COM FÉ

"Pois o Espírito que Deus nos deu não nos torna medrosos; pelo contrário, o Espírito nos enche de poder e de amor e nos torna prudentes."

— 2 Timóteo 1:7

O medo pode tentar nos paralisar, mas Deus nos deu um Espírito de poder. Não somos chamadas para viver em medo, mas em fé e coragem. Quando o medo surgir, lembre-se de que Deus te enche de força e de domínio próprio para enfrentar cada situação com confiança. Sua fé em Deus é maior do que qualquer temor e Ele te capacita a enfrentar cada desafio com ousadia.

Hoje, rejeite o medo e abrace a fé que Deus te deu.

Oração
Senhor, afasta todo o medo do meu coração. Preenche-me com o Teu poder e me ajuda a enfrentar cada desafio com coragem. Amém.

Afirmação
Eu enfrento o medo com a fé que Deus me deu.

Anotações
_____
_____
_____
_____
_____
_____
_____

14 Junho
CONFIANÇA PLENA EM DEUS

"Confie no Senhor de todo o coração e não se apoie na sua própria inteligência."

— Provérbios 3:5

A confiança em Deus nos leva a entregarmos tudo a Ele, mesmo quando não compreendemos o que está acontecendo. Durante o tratamento, é natural buscar respostas e soluções, mas Deus nos chama a confiar nEle de todo o coração. Quando nos apoiamos na nossa própria sabedoria, podemos nos sentir perdidas, mas ao entregarmos nossas preocupações ao Senhor, encontramos paz e direção.

Hoje, entregue todas as suas dúvidas e confie plenamente em Deus.

Oração

Senhor, ajuda-me a confiar em Ti de todo o coração, mesmo quando não entendo. Que minha fé esteja firmada em Ti. Amém.

Afirmação

Confio em Deus de todo o coração e sei que Ele me guia.

Anotações

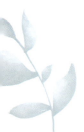
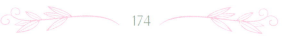

15 Junho
ESPERANÇA EM MEIO À ADVERSIDADE

"Que a esperança que vocês têm os mantenha alegres; aguentem com paciência os sofrimentos e orem sempre."
— Romanos 12:12

A esperança é o que nos mantém firmes durante as tribulações. Em tempos difíceis, como no tratamento, Deus nos chama a mantermos nossa esperança viva, sermos pacientes e perseverantes em oração. Ele nos sustenta e nos ajuda a ver além das dificuldades, mostrando que há um propósito e uma vitória a caminho. A esperança em Deus não decepciona, e com paciência veremos Seus planos se cumprirem.

Hoje, renove sua esperança em Deus e continue perseverando em oração.

Oração
Senhor, renova minha esperança em Ti. Que eu seja paciente nas dificuldades e perseverante em buscar-Te. Amém.

Afirmação
Minha esperança está em Deus, e sei que Ele tem um propósito para mim.

Anotações
_____
_____
_____
_____
_____
_____

16 Junho
O AMOR QUE EXPULSA O MEDO

"No amor não há medo; o amor que é totalmente verdadeiro afasta o medo."

— 1 João 4:18

O amor de Deus é tão poderoso que expulsa todo medo que possa tentar tomar conta do seu coração. Quando você está enraizada nesse amor, não há espaço para temor, pois Deus cuida de cada detalhe da sua vida. Nas situações mais desafiadoras, o amor de Deus te envolve e te protege, trazendo paz onde havia inquietação. Deixe esse amor perfeito preencher todo o seu ser e afastar qualquer medo ou ansiedade.

Hoje, descanse no amor perfeito de Deus e permita que Ele expulse todo medo.

Oração
Senhor, obrigada pelo Teu amor, que afasta todos os medos. Que eu possa sempre me sentir segura em Ti. Amém.

Afirmação
O amor de Deus me envolve e expulsa todos os medos.

Anotações

17 Junho
A CURA VEM DO SENHOR

"Eu sou o Senhor, que cura vocês."
— Êxodo 15:26

Deus é o nosso curador, e Ele se preocupa com cada aspecto da nossa saúde. Mesmo durante o tratamento, confie que Ele está trabalhando na sua cura. Às vezes, a cura pode ser um processo, mas Deus está com você em cada passo dessa jornada. Ele sabe o que você precisa e está restaurando não apenas seu corpo, mas também seu coração e sua mente. Confie nEle para trazer a cura completa.

Hoje, acredite que o Senhor está trabalhando na sua cura.

Oração
Senhor, confio que Tu és o meu curador. Trabalha em cada parte de mim e traz a cura completa. Amém.

Afirmação
Deus é o meu curador, e Ele está restaurando minha saúde.

Anotações

18 Junho
O SENHOR É MEU PASTOR

"O Senhor é o meu pastor: nada me faltará."
— Salmos 23:1

Deus é o pastor que cuida de Suas ovelhas com amor e atenção. Ele conhece cada uma das suas necessidades e promete suprir todas elas. Mesmo em momentos difíceis, como o tratamento, o Senhor está ao seu lado, guiando-a e provendo tudo o que você precisa. Confie que nada te faltará, pois o pastor cuida com perfeição de Suas ovelhas, e você está sob os cuidados dEle.

Hoje, descanse na certeza de que o Senhor está suprindo todas as suas necessidades com perfeição.

Oração

Senhor, obrigada por ser o meu Pastor e por cuidar de mim em todos os momentos. Confio que nada me faltará, pois estou sob Teus cuidados. Amém.

Afirmação

O Senhor é meu pastor e nada me faltará.

Anotações

_____
_____
_____
_____
_____
_____
_____

19 Junho
DEUS NÃO SE ESQUECE DE VOCÊ

"Será que uma mãe pode esquecer o seu bebê? Será que pode deixar de amar o seu próprio filho? Mesmo que isso acontecesse, eu nunca esqueceria vocês."

— Isaías 49:15

Às vezes, durante os desafios da vida, podemos sentir que estamos sozinhas ou esquecidas. Mas Deus nunca se esquece de você. Seu amor é maior do que o amor de uma mãe por seu filho, e Ele está sempre atento à sua vida. Nos momentos em que o tratamento parece ser demais, lembre-se de que você está constantemente nos pensamentos de Deus. Ele vê cada lágrima e está com você em cada passo.

Hoje, confie no amor fiel de Deus, que nunca a abandona.

Oração
Senhor, obrigada por nunca Te esqueceres de mim. Que eu sempre me lembre do Teu amor constante, mesmo nas dificuldades. Amém.

Afirmação
Deus nunca se esquece de mim; estou sempre em Seu coração.

Anotações

20 Junho
LUZ EM MEIO À ESCURIDÃO

"O Senhor Deus é a minha luz e a minha salvação; de quem terei medo?"

— Salmos 27:1

Nas fases mais escuras da vida, quando o medo e a incerteza tentam se aproximar, Deus é a sua luz. Ele ilumina os caminhos mais sombrios e traz clareza onde há confusão. Quando o tratamento parece difícil e o futuro incerto, volte-se para a luz de Deus, que dissipa todo medo e traz esperança. Com Ele, você nunca andará sozinha na escuridão, pois Sua luz é constante e fiel.

Hoje, confie na luz de Deus para guiar seu caminho.

Oração
Senhor, Tu és a minha luz em meio à escuridão. Que eu jamais tema, pois confio que Tu me guias sempre. Amém.

Afirmação
A luz de Deus ilumina meu caminho e dissipa todo medo.

Anotações

21 Junho
PERSEVERANÇA E FÉ

"Sejam fortes e tenham coragem, todos vocês que põem a sua esperança em Deus, o Senhor!"

— Salmos 31:24

A jornada da vida, especialmente durante o tratamento, exige força e coragem. Mas Deus promete que, à medida que esperamos nEle, somos fortalecidas. A perseverança não é apenas sobre continuar, mas sobre confiar que Deus está trabalhando mesmo quando não vemos os resultados imediatos. A cada novo dia, Ele te dá a força necessária para continuar e a coragem para enfrentar o que vier.

Hoje, seja forte e corajosa, confiando que Deus está ao seu lado.

Oração
Senhor, dá-me a força e a coragem de que preciso para enfrentar este dia. Ajuda-me a esperar pacientemente em Ti. Amém.

Afirmação
Sou forte e corajosa, pois minha confiança está no Senhor.

Anotações
_____
_____
_____
_____
_____
_____
_____
_____

22 Junho
DEUS RENOVA SUAS FORÇAS

"Mas o Senhor Jesus é fiel. Ele lhes dará forças e os livrará do Maligno."
— 2 Tessalonicenses 3:3

A fidelidade de Deus é inabalável, e Ele promete fortalecê-la e protegê-la contra todo mal. Mesmo nos dias em que as forças parecem faltar, Deus está ao seu lado, renovando sua energia e garantindo sua proteção. Ele cuida de cada detalhe da sua vida, sustentando-a em momentos de fraqueza. Confie que o Senhor está te guardando e te fortalecendo a cada novo dia.

Hoje, permita que Deus renove suas forças e te proteja.

Oração
Senhor, obrigada por Tua fidelidade, que nunca falha. Renova minhas forças e me protege de todo mal. Amém.

Afirmação
Deus é fiel e renova minhas forças diariamente.

Anotações

23 Junho
A PROTEÇÃO DE DEUS

> "O Senhor é a minha rocha, a minha fortaleza e o meu libertador. O meu Deus é uma rocha em que me escondo. Ele me protege como um escudo; ele é o meu abrigo, e com ele estou seguro."
> — Salmos 18:2

Deus é o seu refúgio, a sua fortaleza, e não há lugar mais seguro do que nos braços dEle. Quando os desafios do tratamento pesam sobre você, lembre-se de que Deus é a sua rocha, o lugar onde você pode se abrigar e encontrar descanso. Ele é sua proteção, seu libertador, e nada pode abalar aquele que confia nEle. Refugie-se em Deus e deixe que Ele seja sua força e sua segurança.

Hoje, corra para Deus como seu refúgio e sua fortaleza.

Oração
Senhor, Tu és a minha rocha e a minha fortaleza. Protege-me e guia-me em segurança. Amém.

Afirmação
Deus é minha fortaleza, e nEle estou segura.

Anotações
_____
_____
_____
_____
_____
_____
_____
_____

24 Junho
EM SUAS MÃOS

"Tu estás sempre cuidando de mim. Salva-me dos meus inimigos, daqueles que me perseguem."

— Salmos 31:15

Sua vida está nas mãos de Deus, e isso significa que você está segura. Não importa o que esteja acontecendo ao seu redor, Deus tem o controle de cada detalhe. Ele conhece seus dias, suas batalhas, e promete livrá-la dos perigos e dos temores que possam surgir. Confie que o Senhor está com você, guiando e protegendo cada passo da sua jornada.

Hoje, entregue seu dia nas mãos de Deus e confie em Sua proteção.

Oração
Senhor, entrego meus dias nas Tuas mãos. Que eu sempre confie na Tua proteção e no Teu cuidado. Amém.

Afirmação
Meus dias estão nas mãos de Deus, e Ele cuida de mim com amor.

Anotações

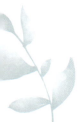

25 Junho
CONFIANÇA INABALÁVEL

"A pessoa que procura segurança no Deus Altíssimo e se abriga na sombra protetora do Todo-Poderoso."
— Salmos 91:1

Há um lugar de descanso seguro para quem confia no Senhor. Sob a sombra do Altíssimo, você encontra proteção e paz, mesmo em tempos de tempestade. O tratamento pode parecer um período turbulento, mas quando você se refugia em Deus, encontra descanso e tranquilidade. Sua confiança em Deus é um abrigo, um lugar onde você pode descansar segura, sabendo que Ele cuida de você.

Hoje, descanse sob a sombra do Altíssimo e confie em Sua proteção.

Oração
Senhor, que eu sempre encontre refúgio em Ti. Ajuda-me a confiar plenamente em Tua proteção. Amém.

Afirmação
Encontro descanso seguro na sombra do Altíssimo.

Anotações

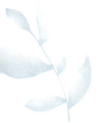

26 Junho
A ALEGRIA DO SENHOR É MINHA FORÇA

"A alegria que o Senhor dá fará com que vocês fiquem fortes."
— Neemias 8:10

Em meio às provações pode ser difícil encontrar alegria, mas Deus nos promete que Sua alegria será nossa força. Mesmo nos dias difíceis, a alegria que vem de saber que Ele está conosco nos fortalece. Essa alegria não depende das circunstâncias, mas de uma confiança profunda em Deus. Ele é a fonte da sua força, e Sua alegria te dará a energia necessária para continuar.

Hoje, deixe a alegria do Senhor fortalecer seu coração.

Oração
Senhor, enche-me com a Tua alegria e fortalece-me a cada dia. Que minha força venha de Ti. Amém.

Afirmação
A alegria do Senhor é minha força em todos os momentos.

Anotações

27 Junho
O SENHOR ME SATISFAZ

"Ele enche a minha vida com muitas coisas boas, e assim eu continuo jovem e forte como a águia."
— Salmos 103:5

Deus é aquele que preenche cada parte da nossa vida com coisas boas. Mesmo em meio às dificuldades, Ele está renovando suas forças e te sustentando. Às vezes, pode ser difícil enxergar a bondade de Deus durante o tratamento, mas Ele está trabalhando em sua vida, trazendo renovação e esperança. Assim como uma águia que voa alto, Ele te dá a energia para continuar renovando sua alma e seu corpo.

Hoje, confie que o Senhor está te preenchendo com o que você precisa e renovando suas forças a cada novo dia.

Oração
Senhor, obrigada por me satisfazeres com Tua bondade. Renova minha força e me ajuda a confiar no Teu cuidado. Amém.

Afirmação
Deus renova minhas forças e me satisfaz com coisas boas.

Anotações

28 Junho
FÉ QUE MOVE MONTANHAS

"Eu afirmo a vocês que isto é verdade: se vocês tivessem fé, mesmo que fosse do tamanho de uma semente de mostarda, poderiam dizer a este monte: 'Saia daqui e vá para lá', e ele iria."

— Mateus 17:20

A fé, ainda que pequena, tem um poder imensurável. Nos momentos em que as montanhas da vida parecem impossíveis de escalar, sua fé pode movê-las. Deus não exige que você tenha uma fé gigantesca, mas que confie nEle com o que você tem. Ele é quem move as montanhas, e com uma fé simples, colocada em Suas mãos, grandes coisas podem acontecer. Não subestime o poder da sua fé, pois Deus pode realizar o impossível por meio dela.

Hoje, coloque sua fé em Deus e creia que Ele é capaz de mover as montanhas da sua vida.

Oração
Senhor, aumenta a minha fé e ajuda-me a confiar que Tu podes mover as montanhas que encontro em meu caminho. Amém.

Afirmação
Minha fé em Deus é capaz de mover montanhas.

Anotações

29 Junho
A PAZ QUE EXCEDE TODO ENTENDIMENTO

"E a paz de Deus, que ninguém consegue entender, guardará o coração e a mente de vocês, pois vocês estão unidos com Cristo Jesus."
— Filipenses 4:7

Há momentos em que as circunstâncias ao nosso redor nos causam ansiedade e preocupação, mas Deus nos oferece uma paz que vai além da nossa compreensão. Essa paz é um presente do Senhor, e ela pode preencher seu coração e sua mente mesmo em meio às batalhas do tratamento. Quando confiamos plenamente em Deus, essa paz nos envolve e nos fortalece, trazendo serenidade mesmo nas situações mais desafiadoras.

Hoje, receba a paz de Deus e permita que ela guarde seu coração e sua mente.

Oração
Senhor, agradeço pela Tua paz, que excede todo entendimento. Que ela preencha meu coração e me traga serenidade em meio às dificuldades. Amém.

Afirmação
A paz de Deus guarda meu coração e minha mente em Cristo.

Anotações

30 Junho
UM NOVO COMEÇO

"Quem está unido com Cristo é uma nova pessoa; acabou-se o que era velho, e já chegou o que é novo."
— 2 Coríntios 5:17

Em Cristo, sempre temos a oportunidade de recomeçar. Mesmo em meio às lutas, há sempre um novo começo à vista. Deus está constantemente renovando sua vida, trazendo esperança e novas oportunidades. O tratamento pode parecer longo e difícil, mas lembre-se de que, com Deus, cada dia é uma nova chance de cura, de restauração e de vitória. As coisas antigas já passaram, e o Senhor está fazendo algo novo em você.

Hoje, abrace o novo começo que Deus te oferece e confie no futuro que Ele está preparando para você.

Oração

Senhor, obrigada por me dar novos começos em Cristo. Que eu possa sempre enxergar as oportunidades de renovação que Tu colocas diante de mim. Amém.

Afirmação

Em Cristo, sou uma nova criação; as coisas antigas passaram e o novo está surgindo.

Anotações

_____
_____
_____
_____
_____
_____
_____

1 Julho
ESPERANÇA EM MEIO ÀS TEMPESTADES

"O choro pode durar a noite inteira, mas de manhã vem a alegria."
— Salmos 30:5

As tempestades da vida podem nos fazer sentir desesperadas e sem saída. O tratamento do câncer muitas vezes parece uma longa noite escura, cheia de dor e incertezas. Mas Deus nos lembra de que, assim como a noite passa, o sol sempre nasce. A promessa de alegria e restauração está sempre diante de nós. Em meio à sua tempestade, lembre-se de que Deus está contigo e a alegria virá, porque Ele está preparando um novo amanhecer em sua vida.

Hoje, confie que a manhã chegará e que a alegria de Deus te espera.

Oração
Senhor, obrigada por me lembrar que após as tempestades vem a alegria. Ajuda-me a confiar que as dores de hoje darão lugar à alegria de amanhã. Amém.

Afirmação
Minha alegria virá, pois Deus trará a luz após a escuridão.

Anotações

2 Julho
FORÇA QUE VEM DE DEUS

"Deus é o nosso refúgio e a nossa força, socorro que não falta em tempos de aflição."
— Salmos 46:1

Quando enfrentamos momentos difíceis como o tratamento do câncer, precisamos de um lugar seguro, um refúgio. Deus é esse lugar seguro. Ele não só oferece um lugar para descansar, mas também é a fonte da sua força. Quando se sentir fraca, incapaz de continuar, lembre-se de que a força de Deus está ao seu lado, pronta para te sustentar. Você não está sozinha; Ele é o seu refúgio em tempos de aflição.

Hoje, descanse em Deus e deixe que Ele seja a sua força.

Oração
Pai, eu agradeço porque Tu és meu refúgio e minha força. Ajuda-me a confiar em Ti quando me sinto fraca e desamparada. Amém.

Afirmação
Deus é meu refúgio e minha força em tempos de aflição.

Anotações

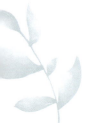

3 Julho
UM CORAÇÃO TRANQUILO

"— Deixo com vocês a paz. É a minha paz que eu lhes dou; não lhes dou a paz como o mundo a dá. Não fiquem aflitos, nem tenham medo."
— João 14:27

O mundo ao seu redor pode estar agitado, com notícias difíceis, desafios diários, mas Jesus oferece uma paz que vai além das circunstâncias. Essa paz que Ele te dá não depende do que está acontecendo, ela vem do amor e da presença dEle em sua vida. Em meio ao tratamento e às lutas diárias, a paz de Jesus pode preencher seu coração, trazendo calma e confiança. Ele está ao seu lado, pronto para te envolver com Sua paz.

Hoje, receba a paz de Jesus e permita que ela acalme seu coração.

Oração
Senhor Jesus, obrigada pela paz que só Tu podes dar. Enche meu coração com essa paz e ajuda-me a descansar em Ti. Amém.

Afirmação
A paz de Jesus acalma meu coração, independentemente das circunstâncias.

Anotações

4 Julho
NAS MÃOS DO OLEIRO

"Vocês estão nas minhas mãos assim como o barro está nas mãos do oleiro."

— Jeremias 18:6

Você está nas mãos do Criador. Assim como o oleiro molda o barro, Deus está moldando sua vida, mesmo que por meio das dificuldades e dos desafios que você enfrenta. Cada detalhe está sendo trabalhado por Ele com amor e cuidado. Mesmo quando parece que as coisas não fazem sentido, lembre-se de que o Oleiro sabe o que está fazendo. Ele está moldando você para algo lindo, algo que trará glória ao Seu nome e restauração à sua vida.

Hoje, confie que Deus está moldando cada detalhe da sua jornada.

Oração

Senhor, molda-me segundo a Tua vontade. Ajuda-me a confiar em Ti mesmo quando não entendo o processo. Amém.

Afirmação

Estou nas mãos de Deus, sendo moldada para algo lindo.

Anotações

5 Julho
O CAMINHO PERFEITO DE DEUS

"Este Deus faz tudo perfeito e cumpre o que promete. Ele é como um escudo para os que procuram a sua proteção."

— Salmos 18:30

Nem sempre entendemos o porquê de certos caminhos em nossa vida, mas a Bíblia nos garante que os caminhos de Deus são perfeitos. Ele vê o quadro completo, enquanto nós só conseguimos ver uma parte. Mesmo no meio do tratamento, da dor e da incerteza, Deus está guiando você por um caminho perfeito. Sua Palavra é pura e verdadeira, e Ele promete que estará contigo a cada passo, tornando o caminho seguro, mesmo que pareça incerto.

Hoje, confie que Deus te guia pelo caminho perfeito.

Oração

Pai, ajuda-me a confiar nos Teus caminhos, sabendo que eles são perfeitos, mesmo quando eu não consigo entender. Amém.

Afirmação

O caminho de Deus é perfeito, e Ele me guia em segurança.

Anotações

6 Julho
AMPARO NAS LUTAS

"Tu és o meu esconderijo e o meu escudo; eu ponho a minha esperança na tua promessa."

— Salmos 119:114

Deus é seu abrigo e seu escudo, protegendo você das tempestades da vida. Quando você se sente vulnerável ou cansada, lembre-se de que Ele está ao seu redor, te cobrindo com Sua proteção. A esperança está na promessa de Deus de que Ele nunca te abandonará, mesmo nos momentos mais difíceis. Durante o tratamento, confie que Ele é sua fortaleza e seu descanso.

Hoje, busque refúgio em Deus e coloque sua esperança nas promessa dEle.

Oração
Senhor, Tu és meu abrigo e meu escudo. Ajuda-me a encontrar descanso em Ti e a confiar nas Tuas promessas. Amém.

Afirmação
Deus é meu abrigo e escudo, e em Suas promessas coloco minha esperança.

Anotações
_____
_____
_____
_____
_____
_____
_____

7 Julho
DEIXE DEUS CUIDAR DE VOCÊ

"Entreguem todas as suas preocupações a Deus, pois ele cuida de vocês."
— 1 Pedro 5:7

Deus se preocupa profundamente com você e está pronto para carregar seus fardos. Quando o peso do tratamento, das preocupações com a saúde ou do futuro parecer demais, entregue tudo a Ele. Ele é capaz de cuidar de cada detalhe da sua vida, te sustentando quando você se sentir fraca. A cada dia, você pode escolher confiar a Deus suas preocupações, sabendo que Ele está ao seu lado, cuidando de você com amor e carinho.

Hoje, entregue a Deus suas preocupações e descanse no cuidado dEle.

Oração
Senhor, eu entrego todas as minhas preocupações em Tuas mãos. Obrigada por cuidares de mim com tanto amor. Amém.

Afirmação
Deus cuida de mim e carrega todas as minhas preocupações.

Anotações

8 Julho
DEUS SEMPRE CUMPRE SUAS PROMESSAS

"O Senhor Deus sempre cumpre o que promete; ele é fiel em tudo o que faz."
— Salmos 145:13

As promessas de Deus são firmes e verdadeiras. Ele não é homem para mentir, e tudo o que Ele promete, Ele cumpre. Quando você se sente desanimada ou em dúvida, lembre-se das promessas que Ele fez. Ele prometeu te dar força, te sustentar e te guiar em cada momento da sua vida. Deus é fiel a tudo o que faz, e Ele sempre agirá para o seu bem.

Hoje, confie nas promessas de Deus e saiba que Ele é fiel para cumpri-las.

Oração
Pai, obrigada por ser fiel a todas as Tuas promessas. Ajuda-me a confiar que Tu sempre cumpres o que prometes. Amém.

Afirmação
Deus é fiel em Suas promessas e sempre age com bondade.

Anotações

9 Julho
RENOVADA EM DEUS

"Mas os que confiam no Senhor recebem sempre novas forças. Voam nas alturas como águias, correm e não perdem as forças, andam e não se cansam."

— Isaías 40:31

Esperar no Senhor não é passividade, mas confiança. Quando você deposita sua esperança em Deus, Ele renova suas forças. Durante o tratamento, é normal sentir cansaço, física e emocionalmente. Porém, ao confiar nEle, você descobre uma força que não vem de você mesma, mas dEle. Assim como a águia que sobe alto nos céus, Deus te capacita a enfrentar as dificuldades e te dá novas forças a cada dia. Ao esperar no Senhor, você é renovada de dentro para fora.

Hoje, confie que o Senhor está renovando suas forças enquanto você espera nEle.

Oração

Senhor, eu confio em Ti. Renova minhas forças para que eu possa continuar a caminhada. Obrigada por ser minha fonte de renovação. Amém.

Afirmação

No Senhor, minhas forças são renovadas e posso voar alto como a águia.

Anotações

10 Julho
NUNCA DESISTA

> "Só eu conheço os planos que tenho para vocês: prosperidade e não desgraça e um futuro cheio de esperança. Sou eu, o Senhor, quem está falando."
>
> — Jeremias 29:11

Deus tem planos para sua vida, e esses planos são de esperança e futuro. Embora o tratamento e as lutas diárias possam parecer sombrios, saiba que Deus está trabalhando em algo maior. Ele tem um futuro de paz e restauração preparado para você. Nunca desista, mesmo quando as coisas parecerem difíceis, porque os planos de Deus para você são bons, e Ele está ao seu lado, guiando cada passo que você dá.

Hoje, confie que Deus tem um futuro cheio de esperança para você.

Oração

Pai, obrigada por ter planos bons para a minha vida. Ajuda-me a nunca desistir, confiando que o meu futuro está em Tuas mãos. Amém.

Afirmação

Os planos de Deus para mim são de esperança e futuro, e eu não vou desistir.

Anotações

11 Julho
O AMOR DE DEUS NUNCA FALA EM VÃO

"O amor do Senhor Deus não se acaba, e a sua bondade não tem fim."
— Lamentações 3:22

Em momentos difíceis, como durante o tratamento do câncer, pode parecer que o amor de Deus está distante, mas Ele nunca se afasta. O amor dEle por você é constante e inabalável, e Sua misericórdia é nova a cada manhã. Não importa o que você esteja enfrentando, o amor de Deus está com você, te sustentando e fortalecendo. Esse amor nunca falha, e você pode confiar nEle para te sustentar, mesmo nos dias mais difíceis.

Hoje, descanse no amor imutável de Deus.

Oração
Senhor, obrigada por Teu amor nunca falhar. Mesmo nos dias difíceis, ajuda-me a sentir Tua presença e confiar em Teu amor. Amém.

Afirmação
O amor de Deus por mim nunca falha e Sua misericórdia é renovada todos os dias.

Anotações
_____
_____
_____
_____
_____
_____
_____
_____
_____

12 Julho
ENCONTRANDO FORÇA EM MEIO À FRAQUEZA

"Mas ele me respondeu: 'A minha graça é tudo o que você precisa, pois o meu poder é mais forte quando você está fraco'."
— 2 Coríntios 12:9

É natural sentir-se fraca durante os desafios do tratamento, mas é justamente na fraqueza que o poder de Deus se manifesta com mais força. Sua graça é suficiente para te sustentar quando você sente que não tem mais forças. Em vez de depender apenas da sua própria capacidade, você pode se apoiar na graça de Deus, que é ilimitada e poderosa. Ele é forte quando você é fraca, e a Sua graça te levará a cada novo dia.

Hoje, descanse na graça de Deus, que é suficiente para todas as suas necessidades.

Oração
Senhor, obrigada por Tua graça ser suficiente para mim. Ajuda-me a confiar em Tua força quando me sentir fraca. Amém.

Afirmação
Na minha fraqueza, o poder de Deus se manifesta e me sustenta.

Anotações

13 Julho
REGOZIJANDO-SE NA ESPERANÇA

"Que a esperança que vocês têm os mantenha alegres; aguentem com paciência os sofrimentos e orem sempre."
— Romanos 12:12

A esperança é um presente precioso de Deus, e mesmo em meio às provações, ela nos dá motivo para alegria. Mesmo quando as circunstâncias são difíceis, você pode se alegrar na esperança que Deus oferece. Ele está com você, e seu futuro é seguro em Suas mãos. A paciência nas tribulações e a perseverança na oração são ferramentas que Deus usa para fortalecer sua fé. Continue a orar, continue a esperar, e permita que a alegria da esperança preencha seu coração.

Hoje, alegre-se na esperança que Deus te oferece.

Oração
Senhor, ajuda-me a me alegrar na esperança que tenho em Ti. Dá-me paciência nas tribulações e força para perseverar em oração. Amém.

Afirmação
Eu me alegro na esperança, sou paciente na tribulação e perseverante em oração.

Anotações

14 Julho
COMPAIXÃO E CUIDADO DE DEUS

"O Senhor é bondoso e misericordioso, não fica irado facilmente e é muito amoroso."
— Salmos 103:8

Deus é cheio de compaixão e amor por você. Ele vê cada uma das suas lutas, sente a dor que você sente e está ao seu lado, pronto para te ajudar. Sua paciência e Seu amor nunca se esgotam, e Ele está sempre presente, oferecendo Sua misericórdia e Seu cuidado. Mesmo nos dias mais difíceis, Deus é seu refúgio. Ele nunca se cansa de cuidar de você e te oferece amor sem fim.

Hoje, permita-se sentir o cuidado e a compaixão de Deus.

Oração
Senhor, obrigada por Tua compaixão e por Teu amor por mim. Ajuda-me a confiar em Tua paciência e cuidado em cada dia. Amém.

Afirmação
O Senhor é cheio de compaixão e amor por mim, e eu confio no Seu cuidado.

Anotações
_____
_____
_____
_____
_____
_____
_____

15 Julho
NOVO ÂNIMO EM CRISTO

"— Venham a mim, todos vocês que estão cansados de carregar as suas pesadas cargas, e eu lhes darei descanso."

— Mateus 11:28

Carregar o peso do tratamento, da ansiedade e do medo pode ser exaustivo. Jesus nos convida a ir até Ele com nossas cargas e encontrar descanso. Ele é gentil e compreensivo, e Seu desejo é que você deixe suas preocupações aos Seus pés. Quando você entrega a Ele seus fardos, Ele te dá um novo ânimo, um descanso para sua alma. Não tente carregar tudo sozinha. Jesus está pronto para te dar o descanso de que você precisa.

Hoje, entregue suas cargas a Jesus e encontre descanso em Suas mãos.

Oração

Senhor Jesus, eu entrego todas as minhas preocupações e meus fardos a Ti. Obrigada por me dar descanso e alívio. Amém.

Afirmação

Eu entrego minhas cargas a Jesus e encontro descanso para minha alma.

Anotações

16 Julho
A LUZ DE CRISTO EM NÓS

"— Vocês são a luz para o mundo. Não se pode esconder uma cidade construída sobre um monte."
— Mateus 5:14

Mesmo nas situações mais escuras, como o tratamento contra o câncer, você ainda é chamada a ser luz. A luz de Cristo brilha em você, trazendo esperança e conforto para aqueles ao seu redor. Sua fé, sua força e sua perseverança são um reflexo dessa luz que não pode ser apagada. Mesmo nos dias mais difíceis, lembre-se de que você tem algo precioso dentro de si: a luz que Deus colocou no seu coração. Essa luz não só te guia, mas também ilumina o caminho dos outros.

Hoje, deixe a luz de Cristo brilhar através de você, mesmo em meio às dificuldades.

Oração
Senhor, obrigada por me fazer luz no mundo. Ajuda-me a refletir Tua luz mesmo nos dias sombrios. Amém.

Afirmação
Eu sou luz no mundo, e a luz de Cristo brilha através de mim.

Anotações

17 Julho
A PAZ QUE VAI ALÉM DO ENTENDIMENTO

"E a paz de Deus, que ninguém consegue entender, guardará o coração e a mente de vocês, pois vocês estão unidos com Cristo Jesus."
— Filipenses 4:7

A paz que Deus oferece não depende das circunstâncias ao nosso redor. Mesmo em meio a tratamentos dolorosos ou incertezas do futuro, a paz de Deus é capaz de acalmar nosso coração e nossa mente. Essa paz vai além da compreensão humana, porque vem diretamente de Deus. Quando você entrega suas preocupações a Ele, a paz dEle guarda seu coração e te mantém firme. Não há tempestade tão forte que a paz de Deus não possa acalmar.

Hoje, entregue suas preocupações a Deus e deixe que Sua paz inunde seu coração.

Oração
Senhor, obrigada pela Tua paz, que vai além de todo entendimento. Guarda meu coração e minha mente em Ti. Amém.

Afirmação
A paz de Deus guarda meu coração e minha mente, não importam as circunstâncias.

Anotações

18 Julho
FORTALECIDA PELO ESPÍRITO SANTO

"Com a força que Cristo me dá, posso enfrentar qualquer situação."
— Filipenses 4:13

Em Cristo, você encontra forças para enfrentar qualquer situação, inclusive o câncer. A força que vem de Deus é diferente da força humana. Ela é sobrenatural, capacitando você a superar os desafios diários com coragem e determinação. Mesmo quando se sente fraca, lembre-se de que Cristo te fortalece. Ele está ao seu lado, sustentando você em cada momento. Confie na força que vem do Espírito Santo e siga em frente, um dia de cada vez.

Hoje, aceite a força que Cristo te oferece e siga confiante.

Oração
Senhor, obrigada pela força que me dás a cada dia. Eu confio que, em Ti, posso enfrentar todas as situações. Amém.

Afirmação
Eu posso enfrentar qualquer situação com a força que Cristo me dá.

Anotações

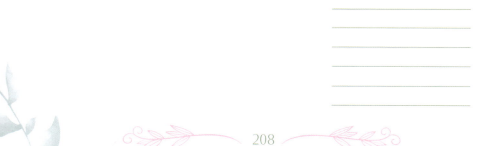

19 Julho
CONSOLADA PELO AMOR DE DEUS

"Louvado seja o Deus e Pai do nosso Senhor Jesus Cristo, o Pai bondoso, o Deus de quem todos recebem ajuda!"
— 2 Coríntios 1:3

O amor de Deus é uma fonte inesgotável de consolo. Quando as circunstâncias são difíceis e o tratamento se torna pesado, Deus é aquele que te consola e te sustenta. Ele é o Pai das misericórdias, sempre pronto para te abraçar e te oferecer conforto. Você não está sozinha; o Deus de toda consolação está contigo, acalmando seu coração e restaurando sua esperança. Permita que esse amor te envolva e conforte hoje.

Hoje, deixe o amor de Deus consolar o seu coração.

Oração
Senhor, obrigada pelo Teu consolo e pelo Teu amor. Eu me entrego a Ti sabendo que és o Deus de toda consolação. Amém.

Afirmação
O amor de Deus me consola e me sustenta em todas as situações.

Anotações

20 Julho
PERSEVERANÇA EM MEIO ÀS LUTAS

"Que a esperança que vocês têm os mantenha alegres; aguentem com paciência os sofrimentos e orem sempre."
— Romanos 12:12

As batalhas da vida nos ensinam a perseverar. Durante o tratamento, pode ser difícil manter o ânimo, mas Deus te chama a ser paciente e a perseverar. A esperança que vem de Deus te fortalece, e a oração se torna a sua conexão constante com Ele. É na oração que você encontra forças para continuar e esperança para o amanhã. Nunca subestime o poder da perseverança, especialmente quando está conectada à fé e à confiança em Deus.

Hoje, persevere em oração, sabendo que Deus está contigo em todas as lutas.

Oração
Senhor, dá-me forças para perseverar em meio às lutas. Ajuda-me a confiar em Ti, mesmo quando as coisas parecem difíceis. Amém.

Afirmação
Eu persevero em meio às lutas, pois sei que Deus está ao meu lado.

Anotações

21 Julho
ENCONTRE DESCANSO EM DEUS

"— Venham a mim, todos vocês que estão cansados de carregar as suas pesadas cargas, e eu lhes darei descanso."

— Mateus 11:28

O tratamento pode trazer um cansaço profundo, tanto físico quanto emocional. Jesus te convida a trazer esse fardo até Ele e encontrar descanso. O descanso que Ele oferece vai além de uma pausa física; é um descanso para a alma, no qual você encontra alívio e paz. Ao entregar suas preocupações e seu cansaço a Ele, você sente o conforto e o cuidado que Ele te oferece. Aceite hoje esse descanso e permita que Jesus alivie o peso que você carrega.

Hoje, confie suas cargas a Jesus e descanse nEle.

Oração

Senhor, eu entrego minhas preocupações e meu cansaço a Ti. Dá-me o Teu descanso e renova minhas forças. Amém.

Afirmação

Eu encontro descanso em Jesus, que alivia todas as minhas cargas.

Anotações

22 Julho
FORÇA EM TEMPOS DE FRAQUEZA

"Mas ele me respondeu: 'A minha graça é tudo o que você precisa, pois o meu poder é mais forte quando você está fraco'."
— 2 Coríntios 12:9

Nas suas fraquezas, Deus se faz presente de maneira ainda mais poderosa. Durante o tratamento, quando as forças parecem se esgotar, é a graça de Deus que te sustenta. Ele te dá a força que você não pode encontrar em si mesma. Nos momentos em que você se sente mais fraca, é quando Deus trabalha com mais intensidade, mostrando que Sua graça é suficiente para te manter firme. Você não precisa enfrentar essa batalha sozinha; o poder de Deus está com você.

Hoje, aceite a graça de Deus e permita que Ele te fortaleça nos momentos de fraqueza.

Oração
Senhor, eu reconheço minhas fraquezas, mas confio na Tua graça, que me fortalece. Obrigada por Teu poder em minha vida. Amém.

Afirmação
A graça de Deus é suficiente para me sustentar nos momentos de fraqueza.

Anotações

_____
_____
_____
_____
_____
_____
_____

23 Julho
O REFÚGIO SEGURO

"Deus é o nosso refúgio e a nossa força, socorro que não falta em tempos de aflição."

— Salmos 46:1

Quando as tempestades da vida se aproximam, Deus é o refúgio seguro em que você pode encontrar abrigo. Ele nunca falha em tempos de aflição, e é na presença dEle que você encontra força para continuar. Ao enfrentar o tratamento, saiba que o Senhor está contigo, oferecendo proteção e segurança. Sua presença te envolve, e você pode descansar sabendo que Ele está ao seu lado, cuidando de cada detalhe.

Hoje, corra para o refúgio de Deus e encontre descanso em Sua presença.

Oração

Senhor, Tu és meu refúgio e minha força. Em Ti encontro paz e segurança, mesmo nos tempos difíceis. Amém.

Afirmação

Deus é meu refúgio seguro, e nEle encontro força e proteção.

Anotações

24 Julho
A CONFIANÇA QUE SUSTENTA

"Confie no Senhor de todo o coração e não se apoie na sua própria inteligência."

— Provérbios 3:5

Em momentos de incerteza, como durante o tratamento, é natural tentar encontrar respostas e entender tudo. Mas Deus te chama para confiar nEle de todo o coração. Nem sempre é fácil abandonar o controle e entregar tudo nas mãos dEle, mas é nessa confiança que você encontra paz. Deus tem planos maiores para a sua vida, e Ele sabe o que é melhor para você. Quando você se apoia completamente nEle, Ele te guia pelo caminho certo.

Hoje, entregue suas preocupações a Deus e confie plenamente em Seus planos para você.

Oração
Senhor, eu confio em Ti com todo o meu coração. Sei que Tua sabedoria é perfeita e que guiarás meus passos. Amém.

Afirmação
Confio no Senhor de todo o coração e Ele guia meus passos com sabedoria.

Anotações

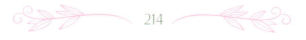

25 Julho
A FORÇA DO AMOR

"Portanto, agora existem estas três coisas: a fé, a esperança e o amor. Porém a maior delas é o amor."
— 1 Coríntios 13:13

O amor tem uma força incrível para curar, transformar e fortalecer. Em sua jornada, o amor de Deus por você é uma constante que nunca falha. Além disso, o amor das pessoas ao seu redor – familiares, amigos e até desconhecidos – te ajuda a atravessar os momentos difíceis. O amor é o maior presente que podemos dar e receber, e ele traz cura não só para o corpo, mas para a alma. Permita que o amor preencha sua vida hoje e sempre.

Hoje, receba o amor de Deus e das pessoas ao seu redor e deixe esse amor te fortalecer.

Oração
Senhor, obrigada pelo Teu amor incondicional. Ajuda-me a sentir e a compartilhar esse amor com os que estão ao meu redor. Amém.

Afirmação
O amor de Deus e das pessoas ao meu redor me fortalece e me sustenta.

Anotações
_____
_____
_____
_____
_____
_____
_____
_____

26 Julho
CORAGEM PARA SEGUIR EM FRENTE

"Lembre da minha ordem: 'Seja forte e corajoso! Não fique desanimado, nem tenha medo, porque eu, o Senhor, seu Deus, estarei com você em qualquer lugar para onde você for!"

— Josué 1:9

A coragem que você precisa para enfrentar o tratamento não vem de você mesma, mas de Deus. Ele te chama a ser forte e corajosa, porque Ele está com você em cada passo. Nos momentos em que o medo e o desânimo ameaçam te parar, lembre-se de que Deus te acompanha por onde você for. Sua força é renovada em Deus, e Ele te dá a coragem necessária para seguir em frente com fé e confiança.

Hoje, seja forte e corajosa, sabendo que Deus está ao seu lado em cada passo.

Oração
Senhor, dá-me a coragem para enfrentar cada dia com confiança, sabendo que Tu estás sempre comigo. Amém.

Afirmação
Eu sou forte e corajosa porque Deus está comigo em cada passo.

Anotações
_____
_____
_____
_____
_____
_____
_____
_____

27 Julho
ESPERANÇA RENOVADA

"Mas os que confiam no Senhor recebem sempre novas forças. Voam nas alturas como águias, correm e não perdem as forças, andam e não se cansam."

— Isaías 40:31

Esperar no Senhor renova suas forças, mesmo quando o caminho parece cansativo. A jornada de tratamento pode parecer interminável, mas é na espera e na confiança em Deus que você encontra renovação. Deus te sustenta com forças sobrenaturais, permitindo que você continue mesmo quando suas próprias forças parecem acabar. Como uma águia que voa alto, Deus te dá a capacidade de continuar dia após dia.

Hoje, renove suas forças esperando no Senhor e confie na renovação que Ele oferece.

Oração
Senhor, renova minhas forças enquanto eu espero em Ti. Ajuda-me a seguir em frente com esperança e fé. Amém.

Afirmação
Minha esperança no Senhor renova minhas forças diariamente.

Anotações

28 Julho
DEUS TE CONHECE PROFUNDAMENTE

"Tu criaste cada parte do meu corpo; tu me formaste na barriga da minha mãe."
— Salmos 139:13

Deus te conhece melhor do que qualquer outra pessoa. Ele te formou desde o ventre de sua mãe, e cada parte de você foi criada com amor e cuidado. Em momentos em que você pode se sentir desconectada de seu corpo por causa do tratamento, lembre-se de que Deus conhece cada detalhe de quem você é. Ele vê além das circunstâncias e conhece a beleza que colocou dentro de você. Seu valor está no fato de que você é uma criação divina.

Hoje, confie no amor e no conhecimento profundo que Deus tem sobre você.

Oração
Senhor, obrigada por me conhecer tão bem e por me criar com tanto amor. Ajuda-me a lembrar do meu valor em Ti. Amém.

Afirmação
Deus me conhece profundamente e me criou com amor e cuidado.

Anotações
_____
_____
_____
_____
_____
_____
_____
_____

29 Julho
A PAZ EM MEIO À TORMENTA

"— Deixo com vocês a paz. É a minha paz que eu lhes dou; não lhes dou a paz como o mundo a dá. Não fiquem aflitos, nem tenham medo."
— João 14:27

A paz que Jesus oferece é diferente da paz que o mundo tenta dar. Ela é constante, mesmo quando a vida parece tumultuada. Durante o tratamento, a paz de Cristo é o que pode acalmar seu coração em meio às incertezas. Essa paz não depende das circunstâncias, mas da presença de Deus com você. Ele te oferece essa paz hoje, mesmo quando tudo ao seu redor parece caótico.

Hoje, receba a paz de Cristo e permita que ela governe seu coração.

Oração
Senhor, obrigada pela Tua paz, que ultrapassa todo entendimento. Que ela seja a âncora do meu coração. Amém.

Afirmação
A paz de Cristo governa meu coração, mesmo em meio às tormentas.

Anotações
_____
_____
_____
_____
_____
_____
_____
_____

30 Julho
O AMOR QUE NÃO FALHA

"O amor é eterno."

— 1 Coríntios 13:8

O amor de Deus é imutável e constante, mesmo nas adversidades. Durante o tratamento, você pode se deparar com dias difíceis, mas o amor de Deus permanece inabalável. Esse amor é mais forte do que qualquer desafio que você possa enfrentar. Ele te envolve, te sustenta e nunca falha, mesmo quando o mundo ao seu redor parece estar desmoronando. Confie nesse amor que nunca te abandona, pois ele é a base de tudo o que Deus faz em sua vida.

Hoje, descanse no amor de Deus, sabendo que Ele nunca falha.

Oração

Senhor, obrigada pelo Teu amor, que nunca falha. Que esse amor seja meu conforto e minha força hoje e sempre. Amém.

Afirmação

O amor de Deus por mim nunca falha e me sustenta em todos os momentos.

Anotações

_____
_____
_____
_____
_____
_____
_____
_____

31 Julho
NOVA ESPERANÇA A CADA AMANHECER

"O amor do Senhor Deus não se acaba, e a sua bondade não tem fim. Esse amor e essa bondade são novos todas as manhãs; e como é grande a fidelidade do Senhor!"

— Lamentações 3:22-23

Cada novo dia é uma oportunidade de renovar sua esperança em Deus. Ele renova Sua misericórdia e Sua bondade a cada amanhecer, trazendo com Ele novas oportunidades de cura, força e fé. Não importa o que tenha acontecido ontem, hoje você pode começar de novo, sabendo que Deus está ao seu lado. Ao acordar, lembre-se de que Deus já preparou esse novo dia com amor e esperança para você. Seu futuro está nas mãos dAquele que faz novas todas as coisas.

Hoje, abrace as novas misericórdias que Deus te oferece e renove sua esperança nEle.

Oração
Senhor, obrigada por renovar a Tua bondade e a Tua misericórdia em minha vida a cada novo dia. Ajuda-me a começar este dia com esperança renovada. Amém.

Afirmação
A cada novo amanhecer, Deus renova Sua bondade e Sua misericórdia em minha vida.

Anotações

1 Agosto
FORÇA NA FRAQUEZA

"Mas ele me respondeu: 'A minha graça é tudo o que você precisa, pois o meu poder é mais forte quando você está fraco'."
— 2 Coríntios 12:9

Nos momentos em que você se sente mais fraca, a força de Deus brilha mais forte. Durante o tratamento ou na recuperação, você pode se sentir exausta, tanto fisicamente quanto emocionalmente, mas é justamente nesses momentos que a graça de Deus se manifesta. Ele te fortalece nas áreas em que você mais precisa, te dando ânimo e coragem para continuar. A sua fraqueza é uma oportunidade para o poder de Deus se revelar em sua vida.

Hoje, entregue suas fraquezas a Deus e permita que Ele te fortaleça.

Oração
Senhor, reconheço minhas fraquezas e Te peço força. Que o Teu poder se aperfeiçoe em mim, especialmente nos momentos mais difíceis. Amém.

Afirmação
O poder de Deus se manifesta em mim mesmo quando estou fraca.

Anotações
_____
_____
_____
_____
_____
_____
_____
_____

2 Agosto
O CAMINHO DA PAZ

"E que a paz que Cristo dá dirija vocês nas suas decisões."
— Colossenses 3:15

A paz verdadeira não vem das circunstâncias ao nosso redor, mas de Cristo, que habita em nosso coração. Mesmo em meio a tratamentos médicos, incertezas e desafios, a paz que Cristo oferece é capaz de acalmar o coração. Não importa o que o dia traga, você pode encontrar descanso na certeza de que Deus está no controle. Permita que a paz de Cristo guie seus passos e acalme seus pensamentos.

Hoje, escolha descansar na paz que só Cristo pode oferecer.

Oração
Senhor, acalma meu coração com a Tua paz. Mesmo em meio aos desafios, ajuda-me a confiar no Teu controle sobre todas as coisas. Amém.

Afirmação
A paz de Cristo habita em meu coração e me guia em todos os momentos.

Anotações

3 Agosto
UM AMOR INABALÁVEL

"Eu sempre os amei e continuo a mostrar que o meu amor por vocês é eterno."

— Jeremias 31:3

O amor de Deus por você nunca acaba, não importa o que aconteça. Ele te amou antes de você nascer, e Seu amor continua fiel em todos os momentos da sua vida, inclusive nos dias mais difíceis. Esse amor incondicional é o que te sustenta, te dá forças e te faz acreditar que há sempre algo melhor por vir. Mesmo quando tudo parece estar em tempestade, o amor de Deus é a âncora que te mantém firme.

Hoje, lembre-se de que você é amada profundamente por Deus e que esse amor nunca falha.

Oração
Pai, obrigada por me amar com um amor que nunca falha. Que eu possa sentir esse amor e confiar nele em cada momento do meu dia. Amém.

Afirmação
O amor de Deus por mim é eterno e me sustenta sempre.

Anotações
_____
_____
_____
_____
_____
_____
_____
_____

4 Agosto
A ESPERANÇA QUE NOS SUSTENTA

"Nós pomos a nossa esperança em Deus, o Senhor; ele é a nossa ajuda e o nosso escudo."
— Salmos 33:20

A esperança no Senhor é o que nos sustenta nos momentos de dificuldade. Quando tudo parece incerto, podemos confiar que Deus é a nossa ajuda e a nossa proteção. A sua jornada pode ser desafiadora, mas a esperança que vem de Deus é o que te impulsiona a continuar. Ele está ao seu lado, cuidando de cada detalhe, guiando seus passos e renovando suas forças. Nunca perca a esperança, pois Deus é fiel.

Hoje, renove sua confiança no Senhor e mantenha viva a esperança.

Oração
Deus, Tu és a minha esperança. Ajuda-me a confiar em Ti em todas as situações e a não perder a fé. Amém.

Afirmação
A minha esperança está no Senhor, que é a minha ajuda e a minha proteção.

Anotações

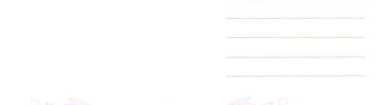

5 Agosto
UMA ALEGRIA QUE TRANSCENDE AS CIRCUNSTÂNCIAS

"Tenham sempre alegria, unidos com o Senhor! Repito: tenham alegria!"
— Filipenses 4:4

A verdadeira alegria não depende das circunstâncias, mas da nossa união com Deus. Mesmo em tempos de desafios, como o tratamento do câncer, a alegria que vem do Senhor é capaz de nos sustentar. Ele nos dá força para sorrir, mesmo quando os dias são difíceis. A alegria no Senhor nos lembra que, independentemente do que enfrentamos, Deus é a nossa fonte de alegria e de renovação.

Hoje, escolha se alegrar no Senhor sabendo que Ele está com você.

Oração

Senhor, obrigada pela Tua alegria, que transcende as circunstâncias. Que eu possa viver essa alegria a cada dia, independentemente dos desafios. Amém.

Afirmação

A alegria do Senhor me fortalece e me sustenta em todos os momentos.

Anotações

6 Agosto
ELE NUNCA TE DEIXA SÓ

"Eu estou com vocês todos os dias, até o fim dos tempos."
— Mateus 28:20

Nos momentos em que você se sente sozinha ou desamparada, lembre-se da promessa de Jesus: Ele está sempre com você. Mesmo nas noites mais escuras ou nos dias mais difíceis, você nunca está sozinha. O Senhor caminha ao seu lado, te amparando e te guiando. Ele entende suas dores e oferece Seu consolo, Sua presença e Seu amor incondicional.

Hoje, confie na presença de Jesus em sua vida, sabendo que Ele nunca te deixa só.

Oração
Jesus, obrigada por estar sempre comigo. Que eu sinta Tua presença em todos os momentos, especialmente nos mais difíceis. Amém.

Afirmação
Jesus está comigo em cada passo da minha jornada; eu nunca estou sozinha.

Anotações
_____
_____
_____
_____
_____
_____
_____
_____

7 Agosto
RENOVANDO SUAS FORÇAS

"Mas os que confiam no Senhor recebem sempre novas forças. Voam nas alturas como águias, correm e não perdem as forças, andam e não se cansam."

— Isaías 40:31

Quando suas forças parecem esgotadas, Deus é a fonte de renovação. Ao confiar no Senhor, você recebe novas forças para continuar, mesmo quando o caminho parece longo e difícil. Deus renova suas energias, te dá coragem para enfrentar os desafios e te sustenta a cada passo. Não desanime, pois aqueles que esperam no Senhor são fortalecidos diariamente.

Hoje, entregue seu cansaço ao Senhor e permita que Ele renove suas forças.

Oração
Senhor, renova minhas forças neste dia. Que eu possa confiar em Ti e ser fortalecida a cada passo. Amém.

Afirmação
No Senhor, encontro renovação e força para continuar minha jornada.

Anotações

8 Agosto
CUIDADA POR DEUS

"Entreguem todas as suas preocupações a Deus, pois ele cuida de vocês."
— 1 Pedro 5:7

Deus cuida de cada detalhe da sua vida, inclusive dos medos e das preocupações que surgem no dia a dia. Ele conhece seus pensamentos, suas dores e suas incertezas. E, mesmo assim, Ele te convida a entregar tudo isso a Ele, para que você não carregue sozinha o peso das suas preocupações. Ao confiar em Deus, você pode experimentar a paz de saber que Ele cuida de você com amor.

Hoje, entregue suas preocupações ao Senhor, sabendo que Ele está cuidando de você.

Oração
Senhor, entrego todas as minhas preocupações a Ti. Confio no Teu cuidado e no Teu amor por mim. Amém.

Afirmação
Deus cuida de mim e me sustenta com Seu amor.

Anotações

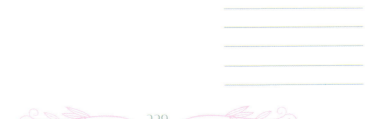

9 Agosto
LUZ NA ESCURIDÃO

"O Senhor Deus é a minha luz e a minha salvação."
— Salmos 27:1

Nos dias em que tudo parece escuro, lembre-se de que o Senhor é a sua luz. Ele ilumina o caminho à sua frente, te guiando através dos desafios e das incertezas. Não importa quão difícil seja o momento, a luz de Deus nunca se apaga. Ela está sempre brilhando, te dando clareza e direção. Mesmo nas noites mais escuras, confie na luz de Deus para te guiar.

Hoje, permita que a luz de Deus brilhe sobre você e ilumine seu caminho.

Oração
Senhor, Tu és a minha luz e a minha salvação. Que eu possa sempre caminhar na Tua luz, confiando que Tu me guias em cada passo, especialmente nos momentos de escuridão. Amém.

Afirmação
A luz de Deus ilumina meu caminho e me dá forças para seguir adiante.

Anotações
_____
_____
_____
_____
_____
_____
_____
_____

10 Agosto
NÃO TENHA MEDO

"Não fiquem com medo, pois estou com vocês."
— Isaías 41:10

O medo pode surgir em muitos momentos da vida, especialmente quando enfrentamos doenças e tratamentos desafiadores. Mas a promessa de Deus é clara: você não precisa ter medo, porque Ele está com você. Sua presença constante traz segurança e paz, mesmo nas situações mais assustadoras. Quando o medo tentar te paralisar, lembre-se de que Deus te segura pela mão e caminha ao seu lado.

Hoje, confie que Deus está contigo em cada passo e deixe o medo para trás.

Oração
Senhor, afasta de mim todo medo e enche meu coração de confiança na Tua presença constante. Ajuda-me a lembrar que nunca estou sozinha. Amém.

Afirmação
Deus está comigo, e por isso não preciso ter medo.

Anotações

11 Agosto
ACALMANDO A TEMPESTADE

"Então ele se levantou, falou duro com o vento e disse ao lago: — Silêncio! Fique quieto! O vento parou, e tudo ficou calmo."
— Marcos 4:39

As tempestades da vida podem nos deixar abaladas e inseguras. O tratamento pode parecer uma dessas tempestades, em que o futuro é incerto e os desafios são imensos. Mas Jesus tem o poder de acalmar qualquer tempestade. Ele pode trazer calma ao seu coração em meio às dificuldades, oferecendo Sua paz. Quando tudo parece fora de controle, confie em Jesus, pois Ele é o único capaz de acalmar as tempestades ao seu redor e dentro de você.

Hoje, entregue suas preocupações a Jesus e deixe que Ele traga calma ao seu coração.

Oração
Jesus, assim como acalmaste as tempestades, acalma o meu coração. Que eu sinta Tua paz em meio aos desafios da vida. Amém.

Afirmação
Jesus acalma as tempestades do meu coração e me enche de paz.

Anotações
___
___
___
___
___
___
___

12 Agosto
O SENHOR É A MINHA ROCHA

"O Senhor é a minha rocha, a minha fortaleza e o meu libertador. O meu Deus é uma rocha em que me escondo. Ele me protege como um escudo; ele é o meu abrigo, e com ele estou seguro."

— Salmos 18:2

Em meio às dificuldades é comum procurar algo em que se apoiar. Deus é essa rocha firme, em que você pode encontrar segurança e abrigo. Ele é a sua fortaleza, te protegendo e te sustentando mesmo nos momentos mais difíceis. Quando sentir que as forças estão se esgotando, lembre-se de que Deus é a sua rocha inabalável e que nEle você pode descansar e encontrar refúgio.

Hoje, busque abrigo na rocha que é o Senhor e deixe que Ele seja sua fortaleza.

Oração
Senhor, Tu és a minha rocha e a minha fortaleza. Fortalece-me quando me sinto fraca e protege-me em todas as situações. Amém.

Afirmação
O Senhor é a minha rocha e fortaleza, e nEle encontro segurança.

Anotações

13 Agosto
O VALOR DA PERSEVERANÇA

"Vocês precisam ter paciência para poder fazer a vontade de Deus e receber o que ele promete."

— Hebreus 10:36

A jornada do tratamento do câncer pode exigir muita paciência e perseverança. Há dias em que o cansaço e a dor podem parecer insuportáveis, mas é nos momentos de maior dificuldade que a perseverança se faz essencial. Deus vê seus esforços, suas lutas e suas lágrimas, e Ele promete que a perseverança trará frutos. Continue firme, pois Deus está trabalhando em sua vida, mesmo quando o caminho parece longo.

Hoje, peça a Deus força para perseverar e mantenha seus olhos nas promessas dEle.

Oração

Senhor, dá-me paciência e força para perseverar. Que eu não desista, sabendo que Tu estás ao meu lado em cada passo. Amém.

Afirmação

Com paciência e perseverança, alcançarei as promessas de Deus.

Anotações

_____
_____
_____
_____
_____
_____
_____
_____

14 Agosto
ELEVE SEUS OLHOS

"Olho para os montes e pergunto: "De onde virá o meu socorro?". O meu socorro vem do Senhor Deus, que fez o céu e a terra."
— Salmos 121:1-2

Nos momentos mais difíceis é natural buscar ajuda. O socorro, entretanto, não vem de qualquer lugar; ele vem do Senhor, que cuida de você com amor e atenção. Ele está atento às suas necessidades e pronto para te ajudar. Quando os dias parecerem pesados e você se sentir desanimada, levante seus olhos e busque o auxílio do Senhor, pois Ele nunca te desamparará.

Hoje, confie que seu socorro vem de Deus, que está ao seu lado em todas as situações.

Oração
Senhor, eu elevo meus olhos a Ti, buscando o Teu socorro. Ajuda-me a lembrar que em qualquer situação posso confiar no Teu cuidado. Amém.

Afirmação
Meu socorro vem do Senhor, que nunca me abandona.

Anotações

15 Agosto
DEUS FAZ NOVAS TODAS AS COISAS

"Pois agora vou fazer uma coisa nova, que logo vai acontecer, e, de repente, vocês a verão."

— Isaías 43:19

Deus está sempre fazendo algo novo em sua vida, mesmo quando tudo parece estagnado ou difícil. No meio dos tratamentos e desafios, Ele está criando algo novo em você – seja uma nova força, seja uma nova esperança, seja uma nova perspectiva. Muitas vezes, é difícil ver o que Deus está fazendo, mas confie que Ele está trabalhando, trazendo renovação e transformação.

Hoje, abra seu coração para o novo que Deus está fazendo em sua vida.

Oração

Senhor, ajuda-me a ver o novo que estás fazendo em mim. Que eu possa confiar na Tua obra, mesmo quando não a entendo completamente. Amém.

Afirmação

Deus está fazendo algo novo em minha vida, e eu confio em Seu plano.

Anotações

16 Agosto
O AMOR QUE NUNCA FALHA

"O amor é eterno."

— 1 Coríntios 13:8

O amor de Deus é eterno e inabalável. Mesmo nos momentos mais difíceis, o amor dEle permanece fiel, oferecendo conforto, força e esperança. Esse amor é capaz de curar corações quebrados, renovar esperanças e trazer paz. Independentemente do que aconteça ao seu redor, você pode ter certeza de que o amor de Deus nunca falha.

Hoje, descanse no amor fiel e imutável de Deus, que está sempre presente em sua vida.

Oração
Senhor, obrigada pelo Teu amor, que nunca falha. Que eu possa sentir esse amor a cada dia, especialmente nos momentos mais difíceis. Amém.

Afirmação
O amor de Deus nunca falha e sempre me sustenta.

Anotações
_____
_____
_____
_____
_____
_____
_____
_____

17 Agosto
A PALAVRA QUE RESTAURA

"A tua palavra é lâmpada para guiar os meus passos, é luz que ilumina o meu caminho."

— Salmos 119:105

A Palavra de Deus é um farol em tempos de escuridão, iluminando os passos da sua jornada. Em meio aos desafios do tratamento e das incertezas, a Bíblia oferece conforto, orientação e esperança. Quando você sentir que está sem direção, abra as Escrituras e permita que a Palavra de Deus guie seus passos e restaure sua alma. Ele tem algo a dizer a você em cada momento.

Hoje, busque na Palavra de Deus o consolo e a direção que você precisa.

Oração
Senhor, que a Tua Palavra seja minha guia em cada passo que dou. Ilumina meu caminho e restaura meu coração com Tuas promessas. Amém.

Afirmação
A Palavra de Deus é luz para o meu caminho e restaura a minha alma.

Anotações
_____
_____
_____
_____
_____
_____
_____
_____

18 Agosto
O CONFORTO DO ESPÍRITO SANTO

"Eu pedirei ao Pai, e ele lhes dará outro Auxiliador, o Espírito da verdade, para ficar com vocês para sempre. O mundo não pode receber esse Espírito porque não o pode ver, nem conhecer. Mas vocês o conhecem porque ele está com vocês e viverá em vocês."

— João 14:16-17

Jesus nos prometeu o Espírito Santo, nosso Consolador e Guia. Nos momentos mais difíceis, quando a dor e a incerteza parecem dominar, o Espírito Santo está ao nosso lado, trazendo consolo, paz e direção. Ele conhece suas aflições e está presente para te sustentar. Você nunca está sozinha, pois o Espírito de Deus habita em você, confortando seu coração e fortalecendo sua fé.

Hoje, abra-se ao consolo e à presença do Espírito Santo em sua vida.

Oração
Espírito Santo, peço que me console e me guie em todas as situações. Obrigada por estar sempre comigo, trazendo paz e força. Amém.

Afirmação
O Espírito Santo é meu Consolador e está comigo em todos os momentos.

Anotações
_____
_____
_____
_____
_____
_____
_____
_____

19 Agosto
DEIXE A ANSIEDADE COM DEUS

"Não se preocupem com nada, mas em todas as orações peçam a Deus o que vocês precisam e orem sempre com o coração agradecido."
— Filipenses 4:6

A ansiedade pode facilmente tomar conta quando estamos enfrentando tratamentos e incertezas. Mas a Palavra de Deus nos convida a deixar nossas preocupações aos pés do Senhor por meio da oração. Ao entregar suas ansiedades a Deus, Ele te enche de paz. Em vez de se deixar consumir pelas preocupações, leve cada uma delas a Deus, com um coração agradecido, confiando que Ele cuida de tudo.

Hoje, pratique o hábito de entregar suas preocupações a Deus em oração.

Oração

Senhor, entrego minhas ansiedades a Ti. Ajuda-me a confiar que Tu cuidas de mim e me enches de paz. Amém.

Afirmação

Entrego minhas preocupações a Deus e Ele me dá paz em troca.

Anotações

20 Agosto
DESCANSO PARA A ALMA

"— Venham a mim, todos vocês que estão cansados de carregar as suas pesadas cargas, e eu lhes darei descanso."
— Mateus 11:28

Carregar o peso de uma doença ou tratamento pode ser exaustivo, tanto física quanto emocionalmente. Mas Jesus te convida a vir até Ele e encontrar descanso. Ele entende suas dores e suas dificuldades, e oferece um lugar de repouso para sua alma. Quando o fardo parecer pesado demais, vá até Jesus e Ele aliviará o peso e te dará descanso.

Hoje, aceite o convite de Jesus e encontre descanso em Sua presença.

Oração
Jesus, estou cansada e preciso do Teu descanso. Alivia o peso que carrego e renova minhas forças em Ti. Amém.

Afirmação
Em Jesus, encontro descanso e alívio para o peso que carrego.

Anotações

21 Agosto
SUA ALEGRIA É COMPLETA

"— Eu estou dizendo isso para que a minha alegria esteja em vocês, e a alegria de vocês seja completa."

— João 15:11

A alegria que Jesus oferece não depende das circunstâncias externas; ela é uma alegria interior e completa, vinda do relacionamento com Ele. Mesmo nos momentos de tristeza ou dificuldade, você pode encontrar alegria em Cristo. Ele preenche seu coração com uma alegria que transcende o que você está enfrentando, trazendo paz e contentamento.

Hoje, busque a alegria de Jesus, sabendo que Ele deseja encher seu coração com uma alegria que nunca se esgota.

Oração
Senhor, preenche meu coração com Tua alegria, uma alegria que é completa e não depende das circunstâncias ao meu redor. Amém.

Afirmação
A alegria de Jesus está em mim, e ela é completa e constante.

Anotações

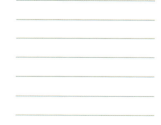
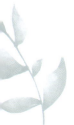

22 Agosto
ELE VÊ SUAS LÁGRIMAS

"Tu sabes como estou aflito, pois tens tomado nota de todas as minhas lágrimas."
— Salmos 56:8

Deus vê cada lágrima que você derrama, e Ele se importa com cada uma delas. Nenhuma dor ou tristeza passa despercebida aos olhos de Deus. Ele está contigo em cada momento de sofrimento, enxugando suas lágrimas e oferecendo conforto. Mesmo nas noites mais escuras, saiba que Deus te vê, te ouve e está cuidando de você com carinho e amor.

Hoje, confie que Deus está cuidando de você, mesmo quando as lágrimas caem.

Oração
Senhor, obrigada por ver minhas lágrimas e por me confortar em cada momento de dor. Que eu possa sentir Tua presença consoladora hoje. Amém.

Afirmação
Deus vê minhas lágrimas e me consola em cada momento de tristeza.

Anotações
_____
_____
_____
_____
_____
_____
_____
_____

23 Agosto
SEU REFÚGIO EM TEMPOS DE ANGÚSTIA

"O Senhor Deus é bom. Em tempos difíceis, ele salva o seu povo e cuida dos que procuram a sua proteção."
— Naum 1:7

Nos tempos de angústia, Deus é o seu refúgio seguro. Ele é bom e fiel, sempre pronto para proteger aqueles que O buscam. Quando você se sentir sobrecarregada pelos desafios da vida, corra para os braços de Deus. Ele te protegerá e te dará a força necessária para enfrentar cada obstáculo.

Hoje, encontre proteção e segurança no Senhor, que é sempre bom.

Oração
Senhor, Tu és meu refúgio em tempos difíceis. Ajuda-me a sempre procurar Tua proteção e confiar na Tua bondade. Amém.

Afirmação
O Senhor é meu refúgio, e nEle encontro proteção em todos os momentos.

Anotações
_____
_____
_____
_____
_____
_____
_____
_____

24 Agosto
NADA É IMPOSSÍVEL PARA DEUS

"Porque para Deus nada é impossível."
— Lucas 1:37

Quando as circunstâncias parecem impossíveis e os desafios parecem insuperáveis, lembre-se de que nada é impossível para Deus. Ele é o Deus do impossível, capaz de fazer o que parece fora do nosso alcance. Mesmo quando tudo parece perdido, Deus pode abrir portas, transformar situações e realizar milagres. Confie que Ele está trabalhando, mesmo quando você não pode ver.

Hoje, entregue o impossível a Deus, sabendo que Ele tem o poder de realizar o que você não pode.

Oração
Senhor, creio que nada é impossível para Ti. Entrego minhas situações difíceis nas Tuas mãos, confiando no Teu poder. Amém.

Afirmação
Nada é impossível para Deus, e Ele está trabalhando em minha vida.

Anotações

25 Agosto
O PODER DA FÉ

"Eu afirmo a vocês que isto é verdade: se vocês tivessem fé, mesmo que fosse do tamanho de uma semente de mostarda, poderiam dizer a este monte: 'Saia daqui e vá para lá', e ele iria."

— Mateus 17:20

A fé, mesmo pequena, tem o poder de mover montanhas. Deus honra até os menores atos de fé, e é por meio da fé que vemos milagres acontecerem em nossas vidas. Não importa o quão difícil pareça a situação que você enfrenta, tenha fé, ainda que pequena, e confie que Deus pode realizar grandes coisas por intermédio dela. Sua fé pode abrir portas e transformar situações.

Hoje, exercite sua fé, confiando que Deus pode mover montanhas em sua vida.

Oração
Senhor, aumenta minha fé. Que eu possa acreditar que, com fé em Ti nada é impossível. Amém.

Afirmação
Minha fé em Deus pode mover montanhas, pois nada é impossível para Ele.

Anotações
_____
_____
_____
_____
_____
_____
_____
_____

26 Agosto
DEUS TEM UM PROPÓSITO

"Pois sabemos que todas as coisas trabalham juntas para o bem daqueles que amam a Deus, daqueles a quem ele chamou de acordo com o seu plano."

— Romanos 8:28

Mesmo nos momentos mais difíceis, Deus está trabalhando para o seu bem. Ele tem um propósito em cada detalhe da sua vida e nada é desperdiçado. Cada dor, cada luta, cada lágrima – tudo está nas mãos de Deus, que transforma até os momentos mais dolorosos em algo bom. Confie que Ele está no controle e que há um propósito maior em tudo o que você enfrenta.

Hoje, lembre-se de que Deus tem um propósito para sua vida e que Ele está trabalhando para o seu bem.

Oração
Senhor, ajuda-me a confiar que tudo tem um propósito em Tuas mãos. Que eu possa ver Teu plano em cada detalhe da minha vida. Amém.

Afirmação
Deus está sempre trabalhando para o meu bem, e Seu propósito prevalece em minha vida.

Anotações
_____
_____
_____
_____
_____
_____
_____

27 Agosto
A ESPERANÇA QUE NÃO FALHA

> *"Louvemos ao Deus e Pai do nosso Senhor Jesus Cristo! Por causa da sua grande misericórdia, ele nos deu uma nova vida pela ressurreição de Jesus Cristo. Por isso o nosso coração está cheio de uma esperança viva."*
>
> — 1 Pedro 1:3

A esperança em Cristo é viva e constante. Mesmo quando as circunstâncias parecem desesperadoras, essa esperança permanece firme. Ela não depende do que está acontecendo ao seu redor, e é ancorada no amor e no poder de Deus, que ressuscitou Jesus dos mortos e deu a você uma nova vida. Essa esperança não falha e te sustenta em todos os momentos, porque vem diretamente de Deus.

Hoje, lembre-se de que sua esperança está em Cristo, que sempre cumpre Suas promessas.

Oração

Senhor, obrigada por me dar uma esperança viva que não falha. Ajuda-me a manter essa esperança firme em meu coração, independentemente das circunstâncias. Amém.

Afirmação

Minha esperança em Cristo é viva e inabalável, e Ele nunca falha.

Anotações

_____
_____
_____
_____
_____
_____
_____
_____

28 Agosto
RENOVANDO SUAS FORÇAS

"Mas os que confiam no Senhor recebem sempre novas forças. Voam nas alturas como águias, correm e não perdem as forças, andam e não se cansam."

— Isaías 40:31

O cansaço pode ser um companheiro constante na jornada do tratamento e da recuperação, mas Deus promete renovar suas forças. Quando você confia no Senhor, Ele te sustenta e te dá energia nova para enfrentar cada dia. Assim como as águias que voam nas alturas, Deus te capacita a superar os desafios com força e graça. Não desista, pois Ele é a sua fonte de renovação.

Hoje, confie que Deus renovará suas forças para que você continue avançando.

Oração
Senhor, renova minhas forças hoje. Que eu possa continuar firme em minha caminhada, sabendo que Tu me sustentas em cada passo. Amém.

Afirmação
Deus renova minhas forças a cada dia, e nEle encontro energia para continuar.

Anotações

29 Agosto
CONFIANDO NO PLANO DE DEUS

"Só eu conheço os planos que tenho para vocês: prosperidade e não desgraça e um futuro cheio de esperança. Sou eu, o Senhor, quem está falando."

— Jeremias 29:11(NAA)

Deus tem planos de paz e esperança para a sua vida, mesmo quando o futuro parece incerto. Ele conhece cada detalhe da sua jornada e tem um propósito para tudo o que você enfrenta. Os pensamentos dEle sobre você são sempre bons e Ele está moldando um futuro cheio de esperança. Confie nos planos de Deus, sabendo que Ele é fiel e trabalha em todas as coisas para o seu bem.

Hoje, descanse nos planos dEle para o seu futuro e confie em Sua promessa de esperança.

Oração
Senhor, ajuda-me a confiar nos Teus planos para minha vida, sabendo que são planos de paz e esperança. Que eu possa descansar em Tuas promessas. Amém.

Afirmação
Os planos de Deus para mim são de paz e esperança, e confio neles de todo o coração.

Anotações
_____
_____
_____
_____
_____
_____
_____
_____

30 Agosto
O SENHOR É A MINHA FORÇA

"O Senhor é a minha força e o meu escudo; com todo o coração eu confio nele. O Senhor me ajuda."

— Salmos 28:7

Quando as forças parecem falhar, é no Senhor que encontramos nosso sustento. Ele é a sua força e o seu escudo, protegendo você de todo mal e te capacitando a continuar. Quando você confia no Senhor, Ele te dá a ajuda necessária para enfrentar cada desafio, seja físico, seja emocional ou espiritual. Sua força não vem de você mesma, mas do Deus Todo-Poderoso, que te ama e te guarda.

Hoje, coloque sua confiança no Senhor e permita que Ele seja a sua força em cada situação.

Oração

Senhor, Tu és a minha força e o meu escudo. Confio em Ti para me ajudar em todas as minhas necessidades. Amém.

Afirmação

O Senhor é a minha força, e nEle eu confio plenamente.

Anotações

_____
_____
_____
_____
_____
_____
_____
_____

31 Agosto
UM CORAÇÃO AGRADECIDO

"Deem graças a Deus, o Senhor, porque ele é bom; o seu amor dura para sempre."
— Salmos 136:1

A gratidão transforma nosso coração e nos aproxima de Deus. Mesmo nos momentos difíceis, há sempre algo pelo qual agradecer, e essa atitude nos ajuda a ver o cuidado e o amor constante de Deus. Seu amor dura para sempre, e Ele é sempre bom, independentemente das circunstâncias. Quando você pratica a gratidão, abre espaço para que a paz e a alegria de Deus preencham seu coração.

Hoje, faça uma pausa para agradecer a Deus por Suas bênçãos e pelo Seu amor constante.

Oração
Senhor, agradeço por Tua bondade e pelo Teu amor, que dura para sempre. Que meu coração seja sempre cheio de gratidão por tudo o que fizeste por mim. Amém.

Afirmação
Eu sou grata pelo amor de Deus, que dura para sempre e nunca falha.

Anotações

1 Setembro
DESCANSANDO NAS PROMESSAS DE DEUS

"— Venham a mim, todos vocês que estão cansados de carregar as suas pesadas cargas, e eu lhes darei descanso."
— Mateus 11:28

O tratamento contra o câncer pode ser exaustivo, tanto fisicamente quanto emocionalmente. Às vezes, o peso do medo, da dor e da incerteza se torna difícil de suportar. Mas Jesus faz um convite amoroso para que você leve suas cargas a Ele. Ele oferece descanso para sua alma e promete te sustentar. O descanso que Ele oferece não é apenas físico, mas espiritual, trazendo paz ao coração.

Hoje, entregue suas preocupações e seu cansaço a Jesus, sabendo que Ele está pronto para te acolher e te dar descanso.

Oração
Senhor, eu coloco todas as minhas preocupações em Tuas mãos. Dá-me o descanso que só Tu podes dar e renova minhas forças. Amém.

Afirmação
Eu descanso nas promessas de Jesus, sabendo que Ele cuida de mim.

Anotações

2 Setembro
UM REFÚGIO SEGURO

"O Senhor é a minha rocha, a minha fortaleza e o meu libertador. O meu Deus é uma rocha em que me escondo. Ele me protege como um escudo; ele é o meu abrigo, e com ele estou seguro."
— Salmos 18:2

Quando as tempestades da vida surgem, é natural procurar um lugar seguro. Deus é esse refúgio seguro, uma fortaleza que nunca será abalada. Em meio aos desafios do tratamento e da recuperação, você pode encontrar segurança e paz ao se abrigar nEle. Ele é a sua rocha firme, sustentando você quando tudo ao seu redor parecer instável. Deus é o seu libertador e protetor, e você pode confiar completamente nEle.

Hoje, lembre-se de que Deus é a sua fortaleza. Refugie-se nEle e encontre a paz que só Ele pode oferecer.

Oração
Senhor, Tu és o meu refúgio e a minha fortaleza. Obrigada por ser minha segurança em meio às tempestades. Amém.

Afirmação
Eu encontro segurança em Deus, que é minha rocha e meu refúgio.

Anotações
_____
_____
_____
_____
_____
_____
_____
_____

3 Setembro
FORÇA EM MEIO À FRAQUEZA

"Mas ele me respondeu: 'A minha graça é tudo o que você precisa, pois o meu poder é mais forte quando você está fraco'."
— 2 Coríntios 12:9

A fraqueza física pode ser uma realidade constante para quem está passando por um tratamento, mas Deus oferece uma força que vai além do físico. Quando você se sente fraca, a graça de Deus é o que te sustenta e te fortalece. Sua força se manifesta em sua fraqueza, mostrando que é Ele quem te carrega nos momentos mais difíceis. A graça de Deus é suficiente para todas as suas necessidades.

Hoje, reconheça sua dependência da graça de Deus e permita que Ele te fortaleça em meio à sua fraqueza.

Oração
Senhor, na minha fraqueza, que Tua graça me sustente. Dá-me a força de que preciso para enfrentar cada dia. Amém.

Afirmação
A graça de Deus é suficiente para mim, e nEle encontro força em minha fraqueza.

Anotações

4 Setembro
PAZ EM MEIO À TEMPESTADE

"— Deixo com vocês a paz. É a minha paz que eu lhes dou; não lhes dou a paz como o mundo a dá. Não fiquem aflitos, nem tenham medo."
— João 14:27

A paz que o mundo oferece é passageira e muitas vezes depende das circunstâncias. Mas a paz que Jesus dá é diferente. É uma paz profunda, que permanece mesmo no meio das tempestades. Essa paz não depende das situações que você enfrenta, mas do amor e do cuidado de Jesus por você. Ele te convida a não se afligir nem ter medo, pois Sua paz está disponível para você em todos os momentos.

Hoje, aceite a paz que Jesus te oferece e permita que ela acalme seu coração, mesmo em meio às dificuldades.

Oração
Senhor, eu recebo a Tua paz hoje. Acalma meu coração e me ajuda a confiar plenamente em Ti. Amém.

Afirmação
Eu recebo a paz de Jesus, que acalma meu coração e me traz segurança.

Anotações

5 Setembro
UM NOVO COMEÇO

"Quem está unido com Cristo é uma nova pessoa; acabou-se o que era velho, e já chegou o que é novo."
— 2 Coríntios 5:17

O câncer pode trazer grandes mudanças para a vida, mas, em Cristo, há sempre a promessa de um novo começo. Ele transforma nossas vidas, dando-nos uma nova perspectiva e novas esperanças. As coisas antigas, incluindo o medo e a dor, já passaram, e em Cristo você é renovada. Ele te dá a oportunidade de viver uma nova vida, cheia de propósito e graça.

Hoje, celebre o novo começo que você tem em Cristo, deixando para trás o que já passou e abraçando a nova vida que Ele te oferece.

Oração
Senhor, obrigada por me dar um novo começo em Cristo. Que eu viva cada dia como uma nova criação, com esperança e propósito. Amém.

Afirmação
Eu sou uma nova criação em Cristo e deixo para trás o que já passou.

Anotações

6 Setembro
CONFIANÇA NO AMOR DE DEUS

"Pois eu tenho a certeza de que nada pode nos separar do amor de Deus: nem a morte, nem a vida; nem os anjos, nem outras autoridades ou poderes celestiais."

— Romanos 8:38

O amor de Deus por você é inabalável e eterno. Nada que você enfrenta hoje pode te separar desse amor – nem a doença, nem a dor, nem o medo do futuro. O amor de Deus é uma rocha firme na qual você pode se apoiar. Quando as circunstâncias da vida tentam te desanimar, lembre-se de que o amor de Deus por você nunca falha. Esse amor te sustenta e te dá forças para continuar.

Hoje, confie no amor de Deus, sabendo que Ele está com você em todas as circunstâncias.

Oração
Senhor, obrigada por me amar com um amor incondicional e eterno. Que eu nunca me esqueça do Teu amor, mesmo nos momentos difíceis. Amém.

Afirmação
Nada pode me separar do amor de Deus, que me sustenta e fortalece.

Anotações

7 Setembro
ALEGRIA EM MEIO ÀS DIFICULDADES

"Meus irmãos, sintam-se felizes quando passarem por todo tipo de aflições."

— Tiago 1:2

Pode parecer difícil encontrar alegria em meio às lutas e ao tratamento. No entanto, Deus nos chama a ver as provações sob uma nova luz. Cada desafio pode nos aproximar mais dEle, nos moldar e nos transformar. A alegria que Deus oferece não depende das circunstâncias, ela vem de saber que Ele está trabalhando em sua vida, mesmo nas dificuldades. Ele está contigo em cada passo e te dará forças para vencer.

Hoje, escolha encontrar alegria, sabendo que Deus está usando essa fase para fortalecer sua fé e te transformar.

Oração
Senhor, ensina-me a encontrar alegria em Ti, mesmo nos momentos mais difíceis. Fortaleça minha fé e me ajuda a confiar no Teu plano. Amém.

Afirmação
Eu encontro alegria em Deus, sabendo que Ele está trabalhando em mim, mesmo nas lutas.

Anotações

8 Setembro
RENOVANDO AS FORÇAS

"Mas os que confiam no Senhor recebem sempre novas forças. Voam nas alturas como águias, correm e não perdem as forças, andam e não se cansam."

— Isaías 40:31

O tratamento contra o câncer pode esgotar suas forças, tanto físicas quanto emocionais. Mas a promessa de Deus é que, ao esperar nEle, suas forças serão renovadas. Ele te dá o vigor necessário para continuar cada dia, mesmo quando parece difícil. Como as águias que voam alto, você também pode encontrar a força para seguir em frente, confiando que Deus está com você em cada passo. Ele te sustenta e te dá a energia necessária para a jornada.

Hoje, espere no Senhor e permita que Ele renove suas forças, confiando que Ele nunca te deixará desamparada.

Oração
Senhor, renova minhas forças hoje. Dá-me a energia de que preciso para continuar e sustenta-me com o Teu amor. Amém.

Afirmação
Eu renovo minhas forças no Senhor e encontro nEle a energia para continuar.

Anotações
___
___
___
___
___
___
___

9 Setembro
PERSEVERANÇA E FÉ

"Sejam fortes e tenham coragem, todos vocês que põem a sua esperança em Deus, o Senhor!"

— Salmos 31:24

A jornada do tratamento exige uma grande dose de perseverança. É preciso continuar, mesmo quando as forças parecem escassas e o caminho parece longo. Mas você pode ser forte e corajosa, pois sua esperança está no Senhor. Ele é fiel e te sustenta a cada passo. Deus te enche de força e coragem para enfrentar os desafios, e você pode confiar que Ele está ao seu lado, te fortalecendo.

Hoje, mantenha sua esperança em Deus e lembre-se de que Ele te dá força e coragem para perseverar.

Oração
Senhor, dá-me força e coragem para continuar perseverando, mesmo quando o caminho é difícil. Eu confio em Ti. Amém.

Afirmação
Eu sou forte e corajosa, pois minha esperança está no Senhor.

Anotações

10 Setembro
A PRESENÇA DE DEUS EM MEIO AO SOFRIMENTO

"Ainda que eu ande por um vale escuro como a morte, não terei medo de nada. Pois tu, ó Senhor Deus, estás comigo; tu me proteges e me diriges."

— Salmos 23:4

Passar por um tratamento contra o câncer pode, muitas vezes, parecer como atravessar um vale escuro. Mas mesmo nesses momentos, você não está sozinha. Deus está com você, guiando cada passo e te sustentando. Sua presença traz consolo e segurança, mesmo nas horas mais difíceis. Não importa o quão escuro o caminho possa parecer, Deus promete estar ao seu lado, cuidando de você com amor.

Hoje, confie na presença de Deus e saiba que Ele está com você, te guiando em cada etapa.

Oração
Senhor, mesmo nos momentos mais difíceis, sei que Tu estás comigo. Ajuda-me a sentir Tua presença e encontrar segurança em Ti. Amém.

Afirmação
Eu não temo, pois sei que Deus está comigo em todos os momentos.

Anotações

11 Setembro
ENTREGA E CONFIANÇA

> *"Entreguem todas as suas preocupações a Deus, pois ele cuida de vocês."*
>
> — 1 Pedro 5:7

As preocupações com o futuro podem pesar em seu coração, especialmente durante o tratamento. Mas Deus nos chama a entregar tudo a Ele. Ele cuida de você em cada detalhe e está atento a todas as suas necessidades. Quando você entrega suas preocupações a Deus, você descansa na certeza de que Ele está no controle. Ele é um Pai amoroso, pronto para te amparar e te sustentar.

Hoje, confie em Deus e entregue todas as suas preocupações a Ele, sabendo que Ele cuida de você com amor.

Oração
Senhor, eu entrego todas as minhas preocupações em Tuas mãos. Obrigada por cuidar de mim e me dar paz. Amém.

Afirmação
Eu entrego minhas preocupações a Deus e confio em Seu cuidado por mim.

Anotações

12 Setembro
O VALOR DA ORAÇÃO

"Orem sempre, guiados pelo Espírito de Deus."
— Efésios 6:18

A oração é uma poderosa ferramenta que Deus nos deu para mantermos nossa conexão com Ele, especialmente em tempos de dificuldade. Ao orar, você não só se aproxima de Deus, como também entrega a Ele suas necessidades e suas preocupações. A oração renova seu espírito, traz paz e fortalece sua fé. Mesmo nos dias mais desafiadores, a oração é um meio de encontrar alívio e conforto no Senhor.

Hoje, faça da oração sua constante companhia e descubra a paz que vem ao estar em comunhão com Deus.

Oração
Senhor, ajuda-me a orar com sinceridade e constância. Que a oração seja minha fonte de força e paz. Amém.

Afirmação
Eu me aproximo de Deus por meio da oração e encontro paz e consolo em Sua presença.

Anotações

_____
_____
_____
_____
_____
_____
_____
_____

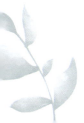

13 Setembro
O PODER DA FÉ

"Tudo é possível para quem tem fé."
— Marcos 9:23

A fé é o que move montanhas. Em tempos de tratamento e recuperação, pode ser difícil manter a esperança, mas Jesus nos lembra de que tudo é possível para aquele que crê. A fé em Deus traz cura para a alma e nos dá a coragem de enfrentar o que parece impossível. Com fé, você pode confiar que Deus está trabalhando, mesmo quando você não vê. Ele é poderoso para realizar grandes coisas em sua vida.

Hoje, fortaleça sua fé em Deus, sabendo que Ele pode fazer o impossível.

Oração
Senhor, aumenta minha fé para que eu possa confiar plenamente em Ti, mesmo quando não entendo o caminho. Amém.

Afirmação
Com fé, tudo é possível, e eu confio que Deus está trabalhando em minha vida.

Anotações

14 Setembro
FORÇA NO SENHOR

"O Senhor é a minha força e o meu escudo; com todo o coração eu confio nele. O Senhor me ajuda."
— Salmos 28:7

Quando você se sente fraca ou incapaz de continuar, o Senhor é a sua força. Ele é o escudo que te protege e te sustenta. Confiar em Deus significa permitir que Ele seja sua força em momentos de fraqueza. Mesmo quando as lutas parecem grandes demais, você pode confiar que Ele está ao seu lado, pronto para te ajudar e te levantar. Sua força não está limitada às suas capacidades físicas, mas é renovada por meio da confiança em Deus.

Hoje, confie no Senhor como sua fonte de força e proteção, sabendo que Ele é fiel para te sustentar.

Oração
Senhor, Tu és minha força e meu escudo. Obrigada por me sustentar nos momentos de fraqueza. Amém.

Afirmação
Eu confio em Deus como minha força e minha proteção, e Ele me ajuda em todas as circunstâncias.

Anotações

15 Setembro
VENCENDO O MEDO COM FÉ

"O Senhor Deus é a minha luz e a minha salvação; de quem terei medo?"

— Salmos 27:1

O medo pode surgir em momentos de incerteza, mas Deus nos oferece uma segurança que dissipa todas as sombras. Quando o Senhor é sua luz e sua salvação, você não precisa temer o que está por vir. Sua presença traz clareza e confiança, permitindo que você enfrente os desafios com coragem. Mesmo quando o medo bate à porta, sua fé em Deus te lembra que Ele é maior do que qualquer situação.

Hoje, enfrente seus medos com a confiança de que Deus é sua luz e sua salvação.

Oração

Senhor, ilumina meu caminho e me livra de todo medo. Eu confio em Ti, sabendo que és minha salvação. Amém.

Afirmação

Eu não temo, pois o Senhor é minha luz e minha salvação.

Anotações

_____
_____
_____
_____
_____
_____
_____
_____

16 Setembro
FÉ QUE MOVE MONTANHAS

"Eu afirmo a vocês que isto é verdade: se vocês tivessem fé, mesmo que fosse do tamanho de uma semente de mostarda, poderiam dizer a este monte: 'Saia daqui e vá para lá', e ele iria."

— Mateus 17:20

Às vezes, os desafios que enfrentamos parecem intransponíveis, como montanhas que bloqueiam o caminho. Mas Jesus nos lembra de que mesmo uma pequena quantidade de fé pode realizar grandes coisas. Não é o tamanho da sua fé que importa, mas o Deus em quem você confia. Ele é poderoso para mover montanhas em sua vida, trazendo cura, paz e transformação. Sua fé, por menor que pareça, pode desencadear milagres.

Hoje, exerça sua fé, sabendo que Deus pode mover as montanhas em seu caminho.

Oração
Senhor, aumenta minha fé e me ajuda a confiar que, em Ti, até o impossível pode acontecer. Amém.

Afirmação
Com fé em Deus, posso enfrentar e superar qualquer desafio.

Anotações

17 Setembro
O CAMINHO DA SABEDORIA

"Mas, se alguém tem falta de sabedoria, peça a Deus, e ele a dará porque é generoso e dá com bondade a todos."
— Tiago 1:5

Durante os tempos de incerteza, pode ser difícil saber que decisões tomar ou qual caminho seguir. Mas Deus promete dar sabedoria àqueles que a pedem. Ele é generoso e disposto a guiar seus passos, te mostrando o caminho certo. Quando você se encontra diante de escolhas difíceis, peça a Deus por sabedoria, e Ele te iluminará com entendimento e discernimento. Confie que Ele está pronto para te orientar.

Hoje, peça a Deus por sabedoria para enfrentar as decisões e os desafios que se apresentarem.

Oração
Senhor, concede-me a sabedoria de que preciso para tomar as decisões corretas e seguir o Teu caminho. Amém.

Afirmação
Eu peço sabedoria a Deus, e confio que Ele me guiará em cada passo.

Anotações
_____
_____
_____
_____
_____
_____
_____
_____

18 Setembro
DEUS CONFORTA OS CORAÇÕES

"Felizes as pessoas que choram, pois Deus as consolará."
— Mateus 5:4

O sofrimento e a dor são partes inevitáveis da vida, mas Jesus nos garante que, mesmo nas lágrimas, há consolo. Deus vê cada lágrima que você derrama e está presente para te confortar. Ele te envolve com Seu amor e oferece um consolo que vai além das palavras. Seu coração pode ser curado e renovado pela presença consoladora de Deus. Ele transforma a tristeza em esperança.

Hoje, saiba que Deus está ao seu lado, pronto para te consolar em cada momento de dor.

Oração
Senhor, consola meu coração nos momentos de dor. Obrigada por estar comigo em cada lágrima e por me dar esperança. Amém.

Afirmação
Deus me consola e cura meu coração, trazendo esperança para minha vida.

Anotações
_____
_____
_____
_____
_____
_____
_____
_____

19 Setembro
RENOVANDO A ESPERANÇA

"Que Deus, que nos dá essa esperança, encha vocês de alegria e de paz, por meio da fé que vocês têm nele, a fim de que a esperança de vocês aumente pelo poder do Espírito Santo!"

— Romanos 15:13

Quando o caminho é difícil, é fácil perder de vista a esperança. Mas Deus é o Deus da esperança, e Ele promete renovar seu coração com alegria e paz enquanto você confia nEle. Mesmo em meio às dificuldades, sua esperança pode ser renovada pela presença de Deus, que te enche com a paz que excede todo entendimento. A alegria que Ele oferece transcende as circunstâncias, permitindo que você viva com confiança no futuro.

Hoje, permita que Deus renove sua esperança e preencha seu coração com alegria e paz.

Oração
Senhor, renova minha esperança e enche meu coração com Tua alegria e Tua paz. Confio em Ti para guiar meus dias. Amém.

Afirmação
Deus renova minha esperança e enche meu coração de alegria e paz.

Anotações
_____
_____
_____
_____
_____
_____
_____
_____

20 Setembro
A PAZ DE DEUS

"Não se preocupem com nada, mas em todas as orações peçam a Deus o que vocês precisam e orem sempre com o coração agradecido."
— Filipenses 4:6

A ansiedade pode ser uma companheira constante durante o tratamento e a recuperação, mas Deus oferece uma paz que vai além de qualquer entendimento. Ele nos convida a entregar nossas ansiedades a Ele por meio da oração. Quando você coloca suas preocupações nas mãos de Deus, Ele promete te dar a paz que só pode vir de Sua presença. Essa paz protege sua mente e seu coração contra o medo e a incerteza.

Hoje, entregue suas ansiedades a Deus e receba a paz que Ele te oferece.

Oração
Senhor, eu entrego a Ti minhas ansiedades e minhas preocupações. Dá-me a paz que só Tu podes dar. Amém.

Afirmação
Eu entrego minhas ansiedades a Deus e recebo Sua paz, que ultrapassa o entendimento.

Anotações

_____
_____
_____
_____
_____
_____
_____

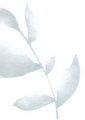
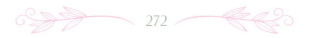

21 Setembro
O CUIDADO CONSTANTE DE DEUS

"É o Senhor Deus quem protege aqueles que o temem, é ele quem guarda aqueles que confiam no seu amor."

— Salmos 33:18

Deus está sempre atento às suas necessidades e cuida de você com grande amor. Mesmo nos momentos em que você se sente esquecida ou sozinha, Deus está ao seu lado, cuidando de cada detalhe. Ele vê suas lutas e ouve suas orações. Quando você coloca sua esperança em Seu amor, pode descansar sabendo que Ele está trabalhando em sua vida, te sustentando em cada momento.

Hoje, confie no cuidado constante de Deus e saiba que Ele nunca te abandona.

Oração
Senhor, obrigada por cuidar de mim com tanto amor. Ajuda-me a confiar no Teu cuidado em todos os momentos. Amém.

Afirmação
Deus cuida de mim com amor constante, e eu confio em Seu cuidado.

Anotações

22 Setembro
A SUFICIÊNCIA DE CRISTO

"Com a força que Cristo me dá, posso enfrentar qualquer situação."
— Filipenses 4:13

Às vezes, os desafios parecem maiores do que você pode suportar. Mas em Cristo, você encontra a força para enfrentar qualquer situação. Ele te capacita a fazer o que parece impossível, pois a força dEle é perfeita em sua fraqueza. Quando você se sente incapaz, lembre-se de que em Cristo você pode enfrentar qualquer situação, pois Ele te fortalece.

Oração
Senhor, obrigada por ser minha força em todas as situações. Ajuda-me a confiar que em Ti posso todas as coisas. Amém.

Afirmação
Eu posso todas as coisas em Cristo, que me fortalece.

Anotações

23 Setembro
DESCANSO EM DEUS

"Meu ser inteiro, continue confiando em Deus, o Senhor, pois ele tem sido bom para mim!"

— Salmos 116:7

Em meio à correria e às lutas do tratamento, é fácil esquecer de descansar. No entanto, Deus nos chama a encontrar descanso em Sua presença. Ele é bom para você e deseja que sua alma encontre paz e renovação nEle. Quando você se sente sobrecarregada, volte ao Senhor e descanse, sabendo que Ele cuida de você e te sustenta com Seu amor.

Hoje, permita que sua alma encontre descanso em Deus, confiando em Sua bondade.

Oração

Senhor, ajuda-me a encontrar descanso em Ti. Eu confio na Tua bondade e no Teu cuidado constante. Amém.

Afirmação

Eu encontro descanso em Deus, que é bom para mim.

Anotações

24 Setembro
ESPERANÇA PARA O FUTURO

"Só eu conheço os planos que tenho para vocês: prosperidade e não desgraça e um futuro cheio de esperança. Sou eu, o Senhor, quem está falando."

— Jeremias 29:11

Deus tem planos para sua vida, planos de esperança e futuro. Mesmo que agora você não entenda o que está acontecendo, Deus está no controle e deseja te guiar por caminhos de prosperidade e paz. Ele conhece seus desejos e suas necessidades, e está trabalhando em todas as coisas para o seu bem. Você pode confiar que, com Deus, o futuro está seguro e cheio de esperança.

Hoje, coloque sua confiança nos planos de Deus, sabendo que Ele tem um futuro de esperança preparado para você.

Oração
Senhor, eu confio em Teus planos para o meu futuro. Ajuda-me a viver com esperança, sabendo que Tu estás no controle. Amém.

Afirmação
Eu confio nos planos de Deus e vivo com esperança para o futuro.

Anotações

25 Setembro
O SENHOR SUSTENTA

"Quando estive aflito, pedi ajuda a Deus, o Senhor, e ele me respondeu."
— Salmos 120:1

Quando você clama ao Senhor em momentos de angústia, Ele ouve e responde. Deus está sempre atento às suas orações, pronto para te socorrer e livrar de todo mal. Nenhuma dificuldade é grande demais para que Ele não possa resolver, e nenhum momento de dor escapa ao Seu cuidado. O Senhor é fiel e sempre estará ao seu lado, trazendo alívio e socorro em tempos de necessidade.

Hoje, clame ao Senhor com confiança, sabendo que Ele ouve suas orações e te sustenta.

Oração
Senhor, obrigada por sempre ouvir o meu clamor. Eu confio que Tu estás comigo e me livras de todo mal. Amém.

Afirmação
Eu clamo ao Senhor, e Ele me sustenta e me livra de todo mal.

Anotações
_____
_____
_____
_____
_____
_____
_____
_____

26 Setembro
DEUS É MEU REFÚGIO

"Deus é o nosso refúgio e a nossa força, socorro que não falta em tempos de aflição."

— Salmos 46:1

Nos momentos de adversidade, Deus é o refúgio onde você pode se abrigar. Ele é sua fortaleza, sua proteção contra tudo o que tenta te derrubar. Quando você se sente vulnerável ou sobrecarregada, corra para Deus, e Ele será seu auxílio, sempre presente, nunca distante. Ele te protege com Seu amor e te dá forças para continuar.

Hoje, encontre refúgio no Senhor, sabendo que Ele é sua fortaleza em tempos de adversidade.

Oração

Senhor, Tu és o meu refúgio e a minha fortaleza. Eu corro para Ti e encontro segurança em Teu amor. Amém.

Afirmação

Deus é o meu refúgio, e eu encontro segurança em Sua fortaleza.

Anotações

_____
_____
_____
_____
_____
_____
_____
_____

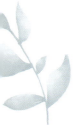
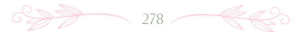

27 Setembro
A PAZ QUE VEM DE DEUS

"— Deixo com vocês a paz. É a minha paz que eu lhes dou; não lhes dou a paz como o mundo a dá. Não fiquem aflitos, nem tenham medo."
— João 14:27

A paz que Deus oferece não é como a paz que o mundo dá. É uma paz que excede todo entendimento, uma paz que preenche o coração, mesmo nos momentos mais difíceis. Quando o medo e a ansiedade tentam tomar conta, lembre-se de que a paz de Deus já foi dada a você. Seu coração não precisa estar perturbado, pois o Senhor te envolve com Sua paz perfeita.

Hoje, aceite a paz que Jesus te oferece e deixe que ela acalme seu coração.

Oração
Senhor, eu aceito a Tua paz hoje. Acalma meu coração e afasta todo medo e toda perturbação. Amém.

Afirmação
Eu recebo a paz de Deus, que acalma meu coração e me dá segurança.

Anotações
___
___
___
___
___
___
___
___

28 Setembro
A ALEGRIA NO SENHOR

"A alegria que o Senhor dá fará com que vocês fiquem fortes."
— Neemias 8:10

A alegria do Senhor é mais do que um sentimento; é uma força que te sustenta nos momentos de fraqueza. Quando você encontra alegria em Deus, mesmo em meio às dificuldades, Ele te renova e te fortalece. Essa alegria não depende das circunstâncias, ela vem da presença de Deus em sua vida. Quando tudo parece pesado, você pode se alegrar no Senhor, pois Ele é sua força.

Hoje, escolha se alegrar no Senhor e permita que Sua alegria te fortaleça.

Oração
Senhor, eu me alegro em Ti. Que a Tua alegria seja minha força em todos os momentos. Amém.

Afirmação
A alegria do Senhor é minha força e me sustenta.

Anotações

29 Setembro
FÉ E PERSEVERANÇA

"Pois vocês sabem que, quando a sua fé vence essas provações, ela produz perseverança."

— Tiago 1:3

Os desafios que você enfrenta hoje estão fortalecendo sua fé. A provação não é em vão, ela está moldando seu caráter e te preparando para uma fé mais firme e perseverante. Deus usa os momentos difíceis para te fazer crescer, e cada obstáculo é uma oportunidade para desenvolver mais confiança nEle. Perseverança é a chave para atravessar as provações, sabendo que Deus está trabalhando em sua vida.

Hoje, abrace a perseverança, sabendo que sua fé está sendo fortalecida.

Oração
Senhor, ajuda-me a perseverar em meio às provações, confiando que Tu estás fortalecendo minha fé. Amém.

Afirmação
A provação da minha fé está produzindo perseverança e me aproximando de Deus.

Anotações
_____
_____
_____
_____
_____
_____
_____
_____

30 Setembro
A CONFIANÇA NO SENHOR

"Confie no Senhor de todo o coração e não se apoie na sua própria inteligência."
— Provérbios 3:5

Muitas vezes, queremos entender tudo o que está acontecendo ao nosso redor, mas Deus nos chama a confiar nEle mesmo quando não entendemos. Seu entendimento é maior do que o nosso, e Ele vê o quadro completo. Confiar no Senhor significa entregar nossas preocupações e nossas dúvidas a Ele, sabendo que Seus planos são perfeitos. Ele é digno de nossa confiança e Seus caminhos são sempre os melhores.

Hoje, entregue suas preocupações ao Senhor e confie nEle de todo o coração.

Oração
Senhor, eu confio em Ti, mesmo quando não entendo o que está acontecendo. Ajuda-me a descansar em Teus planos perfeitos. Amém.

Afirmação
Eu confio no Senhor de todo o coração, sabendo que Seus planos são perfeitos.

Anotações

1 Outubro
DESCANSAR EM DEUS

"— Venham a mim, todos vocês que estão cansados de carregar as suas pesadas cargas, e eu lhes darei descanso."

— Mateus 11:28

Quando o tratamento parece desgastante e o peso das emoções se acumula, Deus oferece um descanso profundo. Ele conhece suas lutas, entende suas dores e pede que você confie e entregue tudo a Ele. Nas mãos de Deus, você encontrará alívio para as angústias e forças renovadas para continuar. Deixe Deus ser seu refúgio.

Oração
Senhor, entrego a Ti todo o cansaço que sinto. Que em Tuas mãos eu encontre descanso e forças para continuar. Amém.

Afirmação
Hoje, eu descanso no amor de Deus sabendo que Ele cuida de mim.

Anotações
_____
_____
_____
_____
_____
_____
_____
_____
_____

2 Outubro
RENOVAÇÃO DE FORÇAS

"Aos cansados ele dá novas forças e enche de energia os fracos."
— Isaías 40:29

Nos dias em que a fraqueza física e emocional parece dominar, lembre-se de que Deus é a fonte de sua força. Ele renova suas energias quando você se sente incapaz de seguir em frente. Deus está ao seu lado, sustentando você, dando o vigor necessário para enfrentar o tratamento com coragem e fé. Ele é sua força em tempos de fraqueza.

Oração
Pai, quando me sentir fraca, lembra-me de que Tu és minha força. Renova meu ânimo e me sustenta com Teu poder. Amém.

Afirmação
A força de Deus me renova diariamente, mesmo nos momentos mais difíceis.

Anotações
_____
_____
_____
_____
_____
_____
_____
_____

3 Outubro
PLANOS DE ESPERANÇA

"Só eu conheço os planos que tenho para vocês: prosperidade e não desgraça e um futuro cheio de esperança. Sou eu, o Senhor, quem está falando."

— Jeremias 29:11

Mesmo quando o tratamento traz incertezas, confie que Deus tem planos de esperança e futuro para você. Ele já conhece o caminho que você está percorrendo e preparou uma vida cheia de paz e prosperidade, mesmo que agora não pareça claro. Sua esperança está firmada em um Deus que nunca falha.

Oração
Senhor, ajuda-me a confiar nos Teus planos, mesmo quando não os compreendo. Que minha esperança esteja sempre em Ti. Amém.

Afirmação
Deus tem planos de paz e esperança para minha vida, e confio neles.

Anotações
_____
_____
_____
_____
_____
_____
_____
_____

4 Outubro
A PAZ QUE GUARDA O CORAÇÃO

"E a paz de Deus, que ninguém consegue entender, guardará o coração e a mente de vocês, pois vocês estão unidos com Cristo Jesus."
— Filipenses 4:7

O tratamento pode trazer medos e preocupações, mas Deus oferece uma paz que vai além da compreensão humana. Essa paz é capaz de guardar seu coração e sua mente, trazendo serenidade em meio à tempestade. Quando confiar em Deus, você encontrará essa paz que sustenta, protege e acalma.

Oração
Pai, que Tua paz guarde meu coração e minha mente. Mesmo em meio às dificuldades, eu confio em Ti. Amém.

Afirmação
A paz de Deus guarda meu coração e me dá serenidade em todas as situações.

Anotações

5 Outubro
CUIDADO FIEL

"Entregue os seus problemas ao Senhor, e ele o ajudará; ele nunca deixa que fracasse a pessoa que lhe obedece."
— Salmos 55:22

Deus cuida de você em todos os momentos, seja no dia mais difícil, seja no mais tranquilo. Ele convida você a lançar sobre Ele suas preocupações e promessas de sustentá-la com fidelidade. Quando o caminho parecer pesado, lembre-se de que você não está sozinha; Deus está ao seu lado, pronto para ampará-la.

Oração
Senhor, entrego a Ti todas as minhas preocupações. Sustenta-me com Teu amor e Teu cuidado. Amém.

Afirmação
Deus cuida de mim fielmente e sustenta cada um dos meus passos.

Anotações

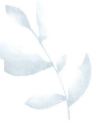
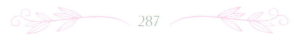

6 Outubro
LUZ NAS TREVAS

"O Senhor Deus é a minha luz e a minha salvação; de quem terei medo? O Senhor me livra de todo perigo; não ficarei com medo de ninguém."
— Salmos 27:1

Mesmo nos dias mais escuros, Deus brilha como a luz que ilumina o caminho. O medo pode surgir, mas lembre-se de que a luz de Deus está com você, trazendo clareza e esperança. Ele é sua salvação, seu abrigo seguro, e não há nada que possa afastá-la da proteção divina. Caminhe na luz que Ele oferece.

Oração
Senhor, Tu és a luz que ilumina meus dias. Que eu confie em Ti e nunca tema o desconhecido. Amém.

Afirmação
A luz de Deus ilumina meu caminho, afastando todo medo.

Anotações
_____
_____
_____
_____
_____
_____
_____
_____

7 Outubro
AMOR PERFEITO

"No amor não há medo; o amor que é totalmente verdadeiro afasta o medo."
— 1 João 4:18

O amor de Deus é perfeito e capaz de expulsar todo medo. Durante o tratamento, os pensamentos ansiosos podem surgir, mas o amor de Deus envolve você, dando-lhe segurança. Esse amor incondicional é seu refúgio e sua força. Não há espaço para medo quando o amor de Deus habita em você.

Oração
Pai, que o Teu amor preencha meu coração, afastando todos os medos. Eu descanso na Tua segurança. Amém.

Afirmação
O amor perfeito de Deus afasta todos os meus medos e me fortalece.

Anotações

8 Outubro
CONFIANÇA PLENA

"Confie no Senhor de todo o coração e não se apoie na sua própria inteligência."

— Provérbios 3:5

A confiança em Deus é essencial para enfrentar as incertezas da vida. Ao invés de se apoiar no que você entende ou no que parece lógico, confie plenamente no Senhor. Ele conhece o que é melhor para você e guia seus passos com amor. Sua sabedoria vai muito além da nossa e Ele nunca falha.

Oração

Senhor, ajuda-me a confiar em Ti de todo o coração. Eu sei que Teus planos são maiores do que os meus. Amém.

Afirmação

Eu confio no Senhor com todo o meu coração e sigo Seus caminhos.

Anotações

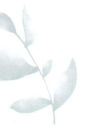

9 Outubro
FORÇA NAS FRAQUEZAS

"Eu me alegro também com as fraquezas, os insultos, os sofrimentos, as perseguições e as dificuldades pelos quais passo por causa de Cristo. Porque, quando perco toda a minha força, então tenho a força de Cristo em mim."

— 2 Coríntios 12:10

Deus age em suas fraquezas, transformando-as em oportunidades para Sua força brilhar. Nos momentos em que você se sentir esgotada, lembre-se de que é nesse ponto que a força de Cristo se manifesta de forma mais poderosa em sua vida. Suas fraquezas não são um fim, mas uma chance de experimentar o poder divino.

Oração
Pai, nas minhas fraquezas eu confio na Tua força. Que a Tua presença me fortaleça em todas as situações. Amém.

Afirmação
Na minha fraqueza, a força de Cristo me sustenta e me renova.

Anotações

10 Outubro
CORAÇÃO EM PAZ

"— Deixo com vocês a paz. É a minha paz que eu lhes dou; não lhes dou a paz como o mundo a dá. Não fiquem aflitos, nem tenham medo."
— João 14:27

A paz que Jesus oferece é diferente de qualquer outra. Ela não depende das circunstâncias e não é perturbada por eventos externos. Mesmo no meio da tempestade, essa paz guarda seu coração, protegendo-o da aflição. Deixe que a paz de Cristo reine em sua vida, trazendo calma e serenidade.

Oração
Senhor, que a paz de Cristo encha meu coração e me livre de toda aflição. Eu descanso na Tua paz. Amém.

Afirmação
A paz de Cristo guarda meu coração e me traz serenidade.

Anotações
_____
_____
_____
_____
_____
_____
_____
_____

11 Outubro
A ESPERANÇA QUE RENASCE

"Por isso nunca ficamos desanimados. Mesmo que o nosso corpo vá se gastando, o nosso espírito vai se renovando dia a dia."
— 2 Coríntios 4:16

Mesmo que o corpo sinta o desgaste do tratamento, Deus renova o seu espírito todos os dias. Ele te fortalece internamente, trazendo nova esperança e renovando sua fé. O exterior pode estar enfraquecido, mas seu interior é fortalecido pela graça e pelo amor de Deus, que nunca a abandona.

Oração
Senhor, renova meu espírito a cada dia e me enche de esperança e força para continuar. Amém.

Afirmação
Deus renova minha esperança diariamente e meu espírito é fortalecido.

Anotações
_____
_____
_____
_____
_____
_____
_____
_____

12 Outubro
PROTEÇÃO CONSTANTE

"O Senhor guardará você de todo perigo; ele protegerá a sua vida."
— Salmos 121:7

Deus é o seu protetor constante. Ele guarda sua vida em cada situação, protegendo-a do mal e guiando seus passos. Quando você se sentir insegura, lembre-se de que Deus está sempre ao seu lado, vigiando e cuidando de cada detalhe. Sua vida está nas mãos do Criador, e você está segura nEle.

Oração
Senhor, agradeço pela Tua proteção constante. Que eu confie sempre no Teu cuidado. Amém.

Afirmação
Deus me protege e guarda minha vida em todos os momentos.

Anotações
_____
_____
_____
_____
_____
_____
_____
_____

13 Outubro
REFÚGIO NA TEMPESTADE

"Deus é o nosso refúgio e a nossa força, socorro que não falta em tempos de aflição."

— Salmos 46:1

Nas tempestades da vida, Deus é o refúgio seguro. Ele é uma fortaleza inabalável, pronta para abrigar você em tempos difíceis. Quando as adversidades surgirem, corra para Ele. Seu amor e Sua proteção estarão sempre presentes, trazendo conforto e segurança mesmo nos dias mais difíceis.

Oração

Pai, Tu és o meu refúgio em tempos de dificuldade. Eu me escondo em Ti, pois sei que estou segura. Amém.

Afirmação

Deus é meu refúgio e fortaleza em todos os momentos.

Anotações

14 Outubro
A ALEGRIA DO SENHOR

"A alegria que o Senhor dá fará com que vocês fiquem fortes."
— Neemias 8:10

A alegria do Senhor é uma fonte de força inesgotável. Mesmo em meio às dificuldades, essa alegria transcende o entendimento humano e traz vigor para continuar. Permita que a alegria de Deus encha seu coração, renovando sua energia e sua fé para enfrentar cada novo dia com coragem e gratidão.

Oração

Senhor, que a Tua alegria seja minha força em todos os momentos. Enche meu coração de paz e gratidão. Amém.

Afirmação

A alegria do Senhor me fortalece e me dá energia para continuar.

Anotações

15 Outubro
O CONSOLADOR FIEL

"Felizes as pessoas que choram, pois Deus as consolará."
— Mateus 5:4

Deus é o Consolador em todas as suas dores e angústias. Ele não ignora suas lágrimas; Ele as vê e oferece conforto. Em meio ao tratamento, quando o cansaço ou a tristeza vierem, lembre-se de que Deus está com você, enxugando suas lágrimas e trazendo consolo. Ele nunca abandona os que choram.

Oração
Pai, consola meu coração e me fortalece nas minhas tristezas. Obrigada por estar sempre comigo. Amém.

Afirmação
Deus é meu Consolador, e em Suas mãos eu encontro paz.

Anotações
_____
_____
_____
_____
_____
_____
_____

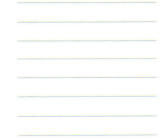

16 Outubro
FIRMES NA ROCHA

"Quem ouve esses meus ensinamentos e vive de acordo com eles é como um homem sábio que construiu a sua casa na rocha."
— Mateus 7:24

Construir sua vida sobre a rocha que é Cristo garante firmeza em tempos de dificuldade. As tempestades podem vir, mas você não será abalada. Sua fé em Jesus é a base sólida que lhe permite enfrentar os desafios com segurança e confiança. Continue praticando as palavras de Deus e permaneça firme em Sua rocha inabalável.

Oração
Senhor, ajuda-me a construir minha vida sob a Tua palavra e a ser firme em todos os momentos. Amém.

Afirmação
Minha vida está firmada na rocha que é Jesus, e eu permanecerei firme.

Anotações

17 Outubro
O DEUS QUE CURA

"Eu sou o Senhor, que cura vocês."
— Êxodo 15:26 (NBV)

Deus é o médico divino, aquele que cura as feridas do corpo e da alma. Ele está ao seu lado em cada etapa do tratamento, oferecendo Seu toque de cura e renovação. Confie nEle, sabendo que Ele tem o poder de restaurar sua saúde e trazer alívio. Deus cuida de cada detalhe e nada escapa de Suas mãos.

Oração
Pai, confio na Tua cura para meu corpo e minha alma. Que o Teu poder de restauração seja constante em minha vida. Amém.

Afirmação
Deus é meu curador e nEle encontro restauração e força.

Anotações
_____
_____
_____
_____
_____
_____
_____

18 Outubro
GRATIDÃO EM TUDO

"E sejam agradecidos a Deus em todas as ocasiões. Isso é o que Deus quer de vocês por estarem unidos com Cristo Jesus."
— 1 Tessalonicenses 5:18

A gratidão transforma o coração e abre os olhos para as bênçãos que Deus oferece, mesmo nos momentos difíceis. Agradeça por cada dia, por cada vitória, e até pelos desafios, que a fazem crescer. A gratidão permite que você veja a bondade de Deus em cada situação, trazendo paz e contentamento ao seu coração.

Oração
Senhor, ajuda-me a ser grata em todas as circunstâncias, reconhecendo o Teu amor e o Teu cuidado em minha vida. Amém.

Afirmação
Eu sou grata a Deus por cada detalhe da minha vida, e isso enche meu coração de paz.

Anotações

19 Outubro
FÉ QUE MOVE MONTANHAS

"Eu afirmo a vocês que isto é verdade: se vocês tivessem fé, mesmo que fosse do tamanho de uma semente de mostarda, poderiam dizer a este monte: 'Saia daqui e vá para lá', e ele iria."

— Mateus 17:20

A fé, mesmo pequena, tem o poder de mover montanhas. Não importa o tamanho do obstáculo que você enfrenta, Deus é maior do que qualquer desafio. Sua fé em Deus, por menor que pareça, tem uma força extraordinária, pois está fundamentada no Todo-Poderoso. Continue confiando, sabendo que nada é impossível para Deus.

Oração

Senhor, aumenta minha fé e me ajuda a ver que, com Ti, todas as coisas são possíveis. Amém.

Afirmação

Minha fé em Deus é capaz de mover montanhas e superar desafios.

Anotações

_____
_____
_____
_____
_____
_____
_____
_____

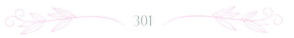

20 Outubro
DESCANSO EM DEUS

"— Venham a mim, todos vocês que estão cansados de carregar as suas pesadas cargas, e eu lhes darei descanso."

— Mateus 11:28

Nos momentos de cansaço físico e emocional, Deus oferece descanso para a alma. Quando a caminhada parecer difícil, Ele convida você a encontrar alívio em Sua presença. Descanse em Deus, entregue suas preocupações e confie que Ele cuidará de tudo. Em Seu abraço, você encontrará forças renovadas para continuar.

Oração

Pai, eu entrego a Ti todas as minhas cargas e confio que, em Ti, encontrarei descanso. Amém.

Afirmação

Eu descanso em Deus, sabendo que Ele cuida de mim e renova minhas forças.

Anotações

21 Outubro
SEMPRE ACOMPANHADA

"Não vou deixá-los abandonados, mas voltarei para ficar com vocês."
— João 14:18

Você nunca está sozinha. Mesmo nos momentos de maior solidão ou incerteza, Deus está ao seu lado. Ele prometeu não a abandonar e estar sempre presente, guiando e confortando. Lembre-se de que você é acompanhada por um Deus amoroso, que cuida de cada detalhe e nunca se afasta.

Oração
Senhor, obrigada por nunca me deixar sozinha. Que eu sempre sinta Tua presença ao meu lado. Amém.

Afirmação
Eu nunca estou sozinha, pois Deus está sempre comigo.

Anotações

22 Outubro
ALEGRIA EM MEIO À DOR

"O choro pode durar a noite inteira, mas de manhã vem a alegria."
— Salmos 30:5

A dor e o sofrimento podem parecer intermináveis, mas Deus promete que a alegria virá. Em cada amanhecer há uma nova chance de encontrar esperança e alegria. Mesmo no meio da luta, mantenha a certeza de que dias melhores virão, e a alegria de Deus preencherá sua vida novamente.

Oração
Pai, ajuda-me a encontrar alegria mesmo em meio às dificuldades. Que eu nunca perca a esperança no Teu amor. Amém.

Afirmação
A alegria de Deus renasce em minha vida a cada novo dia.

Anotações
_____
_____
_____
_____
_____
_____
_____
_____

23 Outubro
O CAMINHO DA PAZ

"Aqueles que amam a tua lei têm muita segurança, e não há nada que os faça cair."
— Salmos 119:165

A paz que vem de Deus é profunda e verdadeira. Quando você vive de acordo com Sua palavra, encontra uma paz que não pode ser perturbada pelas circunstâncias externas. Essa paz lhe dá estabilidade e segurança, permitindo que você caminhe com confiança, mesmo diante das dificuldades.

Oração
Senhor, que a Tua paz esteja sempre em meu coração, guiando meus passos e me sustentando. Amém.

Afirmação
Eu vivo na paz de Deus e nada pode me abalar.

Anotações
_____
_____
_____
_____
_____
_____
_____
_____

24 Outubro
MENTE RENOVADA

"Não vivam como vivem as pessoas deste mundo, mas deixem que Deus os transforme por meio de uma completa mudança da mente de vocês."

— Romanos 12:2

Em meio às dificuldades e às pressões da vida, Deus oferece a renovação da mente. Ao se afastar dos padrões negativos e se concentrar naquilo que é bom, agradável e perfeito aos olhos de Deus, sua mente é transformada. Essa transformação traz clareza, força e coragem para continuar a jornada com fé.

Oração

Senhor, renova minha mente e me ajuda a focar no que é bom e verdadeiro. Que eu seja transformada pela Tua palavra. Amém.

Afirmação

Minha mente é renovada pela palavra de Deus, e eu sou transformada por Sua verdade.

Anotações

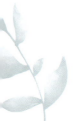

25 Outubro
CONFIANDO NA PROVISÃO DE DEUS

"E o meu Deus, de acordo com as gloriosas riquezas que ele tem para oferecer por meio de Cristo Jesus, lhes dará tudo o que vocês precisam."

— Filipenses 4:19

Deus conhece suas necessidades e cuida de cada detalhe de sua vida. Quando você confia nEle, pode descansar na certeza de que Ele proverá tudo o que for necessário. Não se preocupe com o que o futuro trará, pois Deus é fiel e suprirá suas necessidades com amor e abundância.

Oração
Pai, confio em Tua provisão para cada área da minha vida. Sei que cuidas de mim em todo momento. Amém.

Afirmação
Deus supre todas as minhas necessidades de acordo com Sua vontade e Sua bondade.

Anotações

26 Outubro
PACIÊNCIA NA ESPERA

"Confie no Senhor. Tenha fé e coragem. Confie em Deus, o Senhor."
— Salmos 27:14

A espera pode ser difícil, mas é uma oportunidade para Deus trabalhar em seu coração e fortalecer sua fé. Enquanto você espera pela cura, pela resposta ou por uma mudança, Deus está agindo. Tenha paciência, confie no tempo dEle e continue firme, sabendo que o melhor está por vir.

Oração
Senhor, dá-me paciência e força enquanto espero. Confio no Teu tempo e nos Teus planos para minha vida. Amém.

Afirmação
Eu espero no Senhor com paciência e coragem, pois sei que Ele está no controle.

Anotações

27 Outubro
PLENA EM ESPERANÇA

"Que Deus, que nos dá essa esperança, encha vocês de alegria e de paz, por meio da fé que vocês têm nele, a fim de que a esperança de vocês aumente pelo poder do Espírito Santo!"
— Romanos 15:13

Deus é a fonte de esperança que nunca falha. Quando você deposita sua confiança nEle, Ele enche seu coração de alegria e paz. Mesmo em meio às dificuldades, essa esperança permanece, trazendo conforto e renovando suas forças. Mantenha-se firme na confiança em Deus e Ele trará alegria à sua jornada.

Oração
Senhor, que minha vida seja preenchida pela esperança que vem de Ti. Enche-me de paz e alegria enquanto confio no Teu cuidado. Amém.

Afirmação
A esperança de Deus me enche de alegria e de paz a cada dia.

Anotações
_____
_____
_____
_____
_____
_____
_____
_____

28 Outubro
AMOR INCONDICIONAL

"Mas Deus nos mostrou o quanto nos ama: Cristo morreu por nós quando ainda vivíamos no pecado."
— Romanos 5:8

O amor de Deus por você é profundo e incondicional. Ele a ama exatamente como você é, com suas imperfeições e seus desafios. Mesmo quando se sente fraca ou imperfeita, lembre-se de que Deus a ama de maneira perfeita e constante. Seu amor é o que te sustenta e te fortalece em todas as situações.

Oração
Pai, obrigada por me amar incondicionalmente. Que eu sinta o Teu amor em todos os momentos e que ele me fortaleça diariamente. Amém.

Afirmação
Sou amada por Deus incondicionalmente, e isso me dá força para enfrentar qualquer desafio.

Anotações
_____
_____
_____
_____
_____
_____
_____

29 Outubro
VITÓRIA EM CRISTO

"Mas agradeçamos a Deus, que nos dá a vitória por meio do nosso Senhor Jesus Cristo!"
— 1 Coríntios 15:57

A vitória é certa em Cristo. Independentemente do que você esteja enfrentando, Jesus já conquistou a vitória por você. Isso não significa que não haverá lutas, mas que você pode ter a certeza de que a vitória final já foi garantida. Confie em Jesus, que te sustenta e te faz triunfar sobre cada desafio.

Oração
Senhor, obrigada pela vitória que já conquistaste por mim. Ajuda-me a caminhar com confiança, sabendo que estou em Tuas mãos. Amém.

Afirmação
A vitória é minha em Cristo Jesus, e eu caminho com confiança em Sua força.

Anotações

30 Outubro
PROPÓSITO EM MEIO À DOR

"Pois sabemos que todas as coisas trabalham juntas para o bem daqueles que amam a Deus, daqueles a quem ele chamou de acordo com o seu plano."

— Romanos 8:28

Mesmo nos momentos mais difíceis, Deus está trabalhando para o seu bem. Há um propósito em cada desafio que você enfrenta, e Deus usa cada situação para moldá-la e prepará-la para algo maior. Confie que Ele está no controle e que, no final, todas as coisas contribuirão para o seu bem.

Oração
Pai, ajuda-me a enxergar o Teu propósito em meio às minhas lutas. Confio que estás trabalhando para o meu bem. Amém.

Afirmação
Deus está agindo em todas as áreas da minha vida para o meu bem, e eu confio nEle.

Anotações

31 Outubro
TRANSFORMADA PELA GRAÇA

"Pois pela graça de Deus vocês são salvos por meio da fé. Isso não vem de vocês, mas é um presente dado por Deus."
— Efésios 2:8

A graça de Deus é o presente mais precioso que você pode receber. Ela não depende de seus esforços, é um presente gratuito dado por amor. Essa graça transforma sua vida, dando-lhe um novo começo e renovando suas forças a cada dia. Permita-se ser envolvida por essa graça que cura, restaura e renova.

Oração
Senhor, obrigada por Tua graça, que me salva e me transforma. Que eu viva cada dia ciente desse presente maravilhoso. Amém.

Afirmação
Sou transformada pela graça de Deus, e ela me renova a cada dia.

Anotações

1 Novembro
RENOVANDO A ESPERANÇA

"Mas os que confiam no Senhor recebem sempre novas forças. Voam nas alturas como águias, correm e não perdem as forças, andam e não se cansam."

— Isaías 40:31

A esperança é uma força poderosa, e quando depositamos nossa confiança no Senhor recebemos um renovo diário. Mesmo nos dias mais difíceis, Deus nos promete força e coragem para seguirmos em frente. Ele está sempre ao seu lado, sustentando-a em cada passo e renovando suas forças quando o cansaço parece tomar conta. Confie que, assim como a águia, você pode voar alto e superar qualquer desafio.

Oração

Pai amado, ajuda-me a confiar sempre em Ti. Renova as minhas forças e dá-me coragem para enfrentar este dia com esperança e fé. Sei que em Ti encontro o sustento necessário. Amém.

Afirmação

Hoje, confio no Senhor e sei que Ele renova minhas forças continuamente.

Anotações

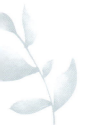

2 Novembro
O AMOR DE DEUS NOS FORTALECE

"Em todo o Universo não há nada que possa nos separar do amor de Deus, que é nosso por meio de Cristo Jesus, o nosso Senhor."
— Romanos 8:39

Em momentos de luta e fragilidade, o amor de Deus permanece inabalável. Nada pode separá-la desse amor infinito, nem a dor, nem as incertezas que o tratamento pode trazer. Quando você se sentir mais fraca, lembre-se de que o amor de Deus é a sua força, o apoio em cada etapa da sua jornada. Esse amor é poderoso o suficiente para carregar você nos dias difíceis.

Oração
Senhor, obrigada por me amar incondicionalmente. Que eu sinta a Tua presença me fortalecendo em cada momento. Confio que o Teu amor me sustenta e me dá forças para continuar. Amém.

Afirmação
Hoje, sou envolvida pelo amor de Deus, que me dá força e coragem para vencer.

Anotações

3 Novembro
CORAGEM PARA SEGUIR

"Lembre da minha ordem: 'Seja forte e corajoso! Não fique desanimado, nem tenha medo, porque eu, o Senhor, seu Deus, estarei com você em qualquer lugar para onde você for!'."

— Josué 1:9

Deus conhece cada desafio que você enfrenta e te encoraja a ser forte e corajosa. Ele está com você em cada consulta, em cada tratamento, em cada momento de espera. Não há lugar onde a presença de Deus não possa alcançar. Hoje, confie que Ele está ao seu lado, dando-lhe a força necessária para continuar, mesmo quando o caminho parece difícil.

Oração
Pai, renova minha coragem e dá-me forças para enfrentar este dia. Obrigada por estar comigo em cada passo. Que eu nunca perca a esperança, sabendo que Tu estás ao meu lado. Amém.

Afirmação
Hoje, caminho com coragem, sabendo que Deus está comigo.

Anotações
_____
_____
_____
_____
_____
_____
_____
_____

4 Novembro
PAZ QUE VEM DO ALTO

"— Deixo com vocês a paz. É a minha paz que eu lhes dou; não lhes dou a paz como o mundo a dá. Não fiquem aflitos, nem tenham medo."
— João 14:27

A paz que vem de Jesus é um presente incomparável. Enquanto o mundo oferece uma paz temporária e condicionada, a paz de Cristo é profunda e permanente, capaz de acalmar até o coração mais aflito. Quando o medo ou a ansiedade tentarem dominar seus pensamentos, lembre-se de que você tem acesso à verdadeira paz, que não depende das circunstâncias. Ela está disponível a você sempre.

Oração
Jesus, eu recebo a Tua paz em meu coração. Acalma minha mente e meu espírito, para que eu possa enfrentar os desafios com tranquilidade e confiança. Obrigada pela Tua presença constante. Amém.

Afirmação
Hoje, escolho viver na paz que Jesus me dá.

Anotações

5 Novembro
O PODER DA FÉ

"Porque vivemos pela fé e não pelo que vemos."
— 2 Coríntios 5:7

A fé nos faz olhar além das circunstâncias visíveis e enxergar o que Deus está fazendo, mesmo quando não podemos ver claramente. Embora os desafios do tratamento possam parecer grandes, a fé é o que nos mantém de pé. Acredite que Deus está operando milagres em sua vida, mesmo nas áreas que parecem silenciosas ou incertas. A fé é o caminho para a esperança.

Oração
Senhor, aumenta a minha fé para que eu possa confiar em Ti mesmo quando as circunstâncias me desanimarem. Que a minha fé seja minha força e meu guia todos os dias. Amém.

Afirmação
Hoje, caminho pela fé, acreditando no agir de Deus em minha vida.

Anotações
_____
_____
_____
_____
_____
_____
_____
_____

6 Novembro
O SENHOR É MEU REFÚGIO

"Deus é o nosso refúgio e a nossa força, socorro que não falta em tempos de aflição."

— Salmos 46:1

Quando as tempestades da vida chegam, o Senhor é o refúgio que nos protege. Ele é a força que nos sustenta e o abrigo seguro em meio à turbulência. Nos dias em que a ansiedade ou o medo surgirem, corra para Deus e encontre paz em Seus braços. Ele é fiel e está sempre pronto para socorrê-la, não importa o tamanho do desafio.

Oração

Deus, Tu és o meu refúgio. Em Ti encontro paz e proteção. Que eu saiba sempre correr para os Teus braços em momentos de aflição. Obrigada por ser o meu socorro constante. Amém.

Afirmação

Hoje, encontro refúgio e força no Senhor.

Anotações

7 Novembro
O AMOR PERFEITO LANÇA FORA O MEDO

"No amor não há medo; o amor que é totalmente verdadeiro afasta o medo."
— 1 João 4:18

O amor de Deus é perfeito e verdadeiro, e onde ele está o medo não tem lugar. O processo do tratamento pode trazer incertezas, mas lembre-se de que você é amada por um Deus que nunca falha. O amor dEle é maior do que qualquer medo ou ansiedade. Deixe-se ser envolvida por esse amor, permitindo que Ele dissipe todas as suas preocupações e te dê confiança para o amanhã.

Oração
Senhor, envolve-me com o Teu amor perfeito. Ajuda-me a afastar todo medo e toda insegurança, confiando que o Teu amor me sustenta em todas as coisas. Amém.

Afirmação
Hoje, vivo no amor de Deus, que afasta todo medo.

Anotações

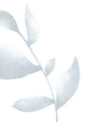

8 Novembro
ELE TE CARREGA NOS BRAÇOS

"Era a nossa dor que ele estava suportando."
— Isaías 53:4

Jesus, em Sua infinita compaixão, carregou não apenas os nossos pecados, mas também as nossas dores. Quando o fardo parecer pesado demais para você carregar, lembre-se de que Jesus está ao seu lado, disposto a carregar esse peso com você. Ele entende suas dores, tanto físicas quanto emocionais, e está sempre pronto a te confortar.

Oração

Jesus, obrigada por carregar as minhas dores. Confio que Tu conheces meu sofrimento e caminhas comigo em cada passo dessa jornada. Dá-me descanso em Teus braços. Amém.

Afirmação

Hoje, entrego minhas dores a Jesus, que as carrega por mim.

Anotações

___
___
___
___
___
___
___
___

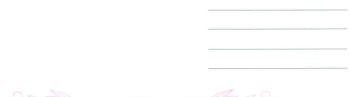

9 Novembro
CONFIANÇA NO CUIDADO DE DEUS

> "Entreguem todas as suas preocupações a Deus, pois ele cuida de vocês."
> — 1 Pedro 5:7

A preocupação pode roubar sua paz, mas Deus nos convida a entregar todas as nossas preocupações a Ele. Ele cuida de você em cada detalhe, conhece suas necessidades e está atento aos seus anseios. Confie nEle, sabendo que nada é pequeno demais ou grande demais para o cuidado amoroso do nosso Pai.

Oração

Pai, eu entrego todas as minhas preocupações a Ti. Sei que cuidas de mim com amor e atenção. Ajuda-me a confiar mais e a me preocupar menos. Amém.

Afirmação

Hoje, descanso na certeza de que Deus cuida de mim.

Anotações

_____
_____
_____
_____
_____
_____
_____
_____

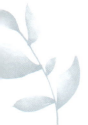

10 Novembro
RENOVADOS DIA A DIA

"Por isso nunca ficamos desanimados. Mesmo que o nosso corpo vá se gastando, o nosso espírito vai se renovando dia a dia."
— 2 Coríntios 4:16

O tratamento pode desgastar o corpo, mas Deus promete renovar o nosso espírito dia a dia. Ainda que as forças físicas possam parecer limitadas, o Senhor nos dá renovação espiritual constante. Não se deixe desanimar pelo cansaço físico; confie que Deus está fazendo algo novo dentro de você a cada novo dia.

Oração
Senhor, renova o meu espírito e me fortalece em cada momento. Mesmo quando meu corpo estiver cansado, sei que o Teu poder me sustenta. Amém.

Afirmação
Hoje, sou renovada no espírito dia após dia.

Anotações
_____
_____
_____
_____
_____
_____
_____
_____

11 Novembro
DEUS CONFORTA O CORAÇÃO

"Louvado seja o Deus e Pai do nosso Senhor Jesus Cristo, o Pai bondoso, o Deus de quem todos recebem ajuda! Ele nos auxilia em todas as nossas aflições para podermos ajudar os que têm as mesmas aflições que nós temos. E nós damos aos outros a mesma ajuda que recebemos de Deus."
— 2 Coríntios 1:3-4

Nas tribulações e nos desafios, o Senhor está sempre presente para oferecer consolo. Seu coração pode estar sobrecarregado pelas lutas, mas Deus é um Pai que se importa e que tem o poder de acalmar sua alma. Ele te oferece o conforto necessário para seguir em frente, aliviando a dor e dando nova esperança. Ao buscar refúgio nEle, sinta-se abraçada por Sua compaixão e Sua misericórdia.

Oração

Pai de misericórdia, consola meu coração nas horas de dificuldade. Ajuda-me a sentir Tua presença confortadora em cada momento. Obrigada por nunca me abandonar e por renovar minhas forças. Amém.

Afirmação

Hoje, sou consolada pelo amor de Deus, que traz alívio ao meu coração.

Anotações

___
___
___
___
___
___
___
___

12 Novembro
ESPERANÇA EM DIAS MELHORES

"Só eu conheço os planos que tenho para vocês: prosperidade e não desgraça e um futuro cheio de esperança. Sou eu, o Senhor, quem está falando."

— Jeremias 29:11

Deus tem um plano de paz e esperança para sua vida, mesmo quando os dias parecem escuros. O Senhor conhece o futuro e já preparou bênçãos e vitórias para você. Embora o presente possa trazer desafios, Deus está trabalhando em um propósito maior. Confie que os dias melhores virão, pois Sua promessa é verdadeira e Sua bondade nunca falha.

Oração

Senhor, eu confio no Teu plano para a minha vida. Que eu possa manter a esperança mesmo nas dificuldades e me lembrar que Tu tens pensamentos de paz e um futuro de vitória para mim. Amém.

Afirmação

Hoje, vivo com a esperança de que Deus prepara um futuro abençoado para mim.

Anotações

_____
_____
_____
_____
_____
_____
_____

13 Novembro
FORTALEZA EM TEMPOS DE FRAQUEZA

"Mas ele me respondeu: 'A minha graça é tudo o que você precisa, pois o meu poder é mais forte quando você está fraco'."
— 2 Coríntios 12:9

Nos momentos de fraqueza, quando tudo parece difícil, é quando a graça de Deus se manifesta com mais poder. Não é na sua força que você precisa confiar, mas na força do Senhor. Quando as dificuldades se acumulam e o corpo se cansa, Deus te sustenta com Sua graça. Ele sabe de suas limitações e se faz presente, provendo a força que você necessita.

Oração
Senhor, em meus momentos de fraqueza, que a Tua graça seja suficiente para mim. Fortalece-me com Teu poder e me ajuda a seguir em frente, confiando no Teu sustento. Amém.

Afirmação
Hoje, recebo a força de Deus, que me sustenta em minha fraqueza.

Anotações

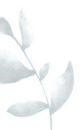

14 Novembro
O SENHOR É MEU PASTOR

"O Senhor é o meu pastor: nada me faltará."
— Salmos 23:1

Como o pastor cuida de suas ovelhas, Deus cuida de cada detalhe da sua vida. Ele te guia pelos caminhos certos, provê o que você precisa e te protege dos perigos. Mesmo quando a estrada parece difícil, você pode ter certeza de que o Senhor está à sua frente, conduzindo-a com amor e segurança. Não há nada que você necessite que Ele não possa prover.

Oração

Senhor, obrigada por ser o meu pastor, por cuidar de mim e prover tudo o que eu preciso. Confio na Tua direção e sei que Tu guias cada passo meu. Amém.

Afirmação

Hoje, descanso na certeza de que Deus cuida de mim como um bom pastor.

Anotações

15 Novembro
FIRMADA NA ROCHA

"— Quem ouve esses meus ensinamentos e vive de acordo com eles é como um homem sábio que construiu a sua casa na rocha."
— Mateus 7:24

Em tempos de incerteza, é fundamental ter uma base firme para sustentar a vida. Essa base é Jesus, a Rocha inabalável. Quando você constrói sua vida sob os ensinamentos de Cristo, está firme diante das tempestades. Mesmo que ventos fortes soprem, você estará segura, pois sua fé está alicerçada naquilo que não pode ser abalado: o amor e a verdade de Deus.

Oração
Jesus, Tu és minha rocha. Ajuda-me a sempre construir minha vida sob os Teus ensinamentos, para que eu esteja firme diante de qualquer desafio. Obrigada por ser minha base segura. Amém.

Afirmação
Hoje, estou firmada na Rocha que é Jesus, e nada pode me abalar.

Anotações

16 Novembro
O SENHOR É MINHA LUZ

"O Senhor Deus é a minha luz e a minha salvação; de quem terei medo?"

— Salmos 27:1

Nas horas mais sombrias, o Senhor é a luz que ilumina o caminho. Ele dissipa as trevas da dúvida, do medo e da tristeza, trazendo clareza e esperança para sua jornada. Quando o medo quiser te dominar, lembre-se de que você caminha na luz de Deus, que ilumina cada passo e garante sua segurança. Não há nada a temer quando o Senhor é sua luz e sua salvação.

Oração

Senhor, que a Tua luz brilhe sobre mim, afastando todo medo e toda insegurança. Obrigada por ser a minha salvação e por iluminar o meu caminho. Amém.

Afirmação

Hoje, caminho na luz de Deus, que dissipa todo medo.

Anotações

_____
_____
_____
_____
_____
_____
_____
_____

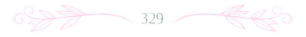

17 Novembro
O AMOR QUE NUNCA ACABA

"O amor do Senhor Deus não se acaba, e a sua bondade não tem fim."
— Lamentações 3:22

O amor de Deus é eterno e incondicional. Mesmo em momentos de dor e fragilidade, o Senhor permanece fiel, te amando com um amor que nunca falha. Sua misericórdia é nova a cada manhã, renovando suas forças e te sustentando com graça. Não importa quão difíceis sejam as circunstâncias, o amor de Deus está sempre presente, trazendo consolo e esperança.

Oração
Pai, obrigada pelo Teu amor, que nunca acaba. Que eu possa sentir Tua misericórdia renovando minhas forças a cada dia. Confio no Teu amor, que me sustenta. Amém.

Afirmação
Hoje, sou envolvida pelo amor eterno de Deus.

Anotações
_____
_____
_____
_____
_____
_____
_____

18 Novembro
A FORÇA VEM DE DEUS

"Com a força que Cristo me dá, posso enfrentar qualquer situação."
— Filipenses 4:13

Mesmo nas situações mais desafiadoras, você pode confiar que Deus te dá força para vencer. Sua capacidade de superar não vem de suas próprias forças, mas da força que o Senhor te concede. Quando os desafios parecerem grandes demais, lembre-se de que Deus está ao seu lado, renovando sua força e sua capacidade de continuar. Em Cristo, você pode enfrentar qualquer batalha com confiança.

Oração

Senhor, fortalece-me para que eu possa enfrentar os desafios com fé e determinação. Sei que em Ti encontro toda a força de que preciso. Amém.

Afirmação

Hoje, recebo a força de Deus para vencer qualquer desafio.

Anotações

_____
_____
_____
_____
_____
_____
_____
_____

19 Novembro
A CONFIANÇA QUE TRANSFORMA

"Confie no Senhor de todo o coração e não se apoie na sua própria inteligência."
— Provérbios 3:5

A confiança plena em Deus transforma o modo como enfrentamos as dificuldades. Quando nos apoiamos na nossa própria compreensão, podemos facilmente nos perder em medos e dúvidas. No entanto, ao confiar no Senhor de todo o coração, encontramos paz e direção. Ele sabe o que é melhor para nós, mesmo quando não entendemos o que está acontecendo. Sua sabedoria é perfeita, e podemos descansar nessa certeza.

Oração
Pai, ajuda-me a confiar em Ti de todo o coração, sem depender da minha própria compreensão. Que eu sempre me volte para Ti em busca de direção e paz. Amém.

Afirmação
Hoje, confio no Senhor de todo o coração, sabendo que Ele guia meus passos.

Anotações

_____
_____
_____
_____
_____
_____
_____
_____

20 Novembro
LUZ NA ESCURIDÃO

"Eu sou a luz do mundo; quem me segue nunca andará na escuridão, mas terá a luz da vida."

— João 8:12

Em momentos de luta e incerteza, é fácil se sentir perdida e desanimada. Mas Jesus se apresenta como a luz que ilumina nossas vidas, trazendo esperança e direção. Ele nos convida a segui-Lo, prometendo que, mesmo nas trevas, não estaremos sozinhas. Ao aceitarmos Sua luz, recebemos clareza e paz. Permita que essa luz transforme sua visão e afaste o medo, guiando cada um de seus passos. Mesmo nos dias mais escuros, a luz de Cristo brilha sobre você, iluminando seu caminho e trazendo consolo ao seu coração.

Oração

Senhor Jesus, obrigada por seres a luz em minha vida. Ajuda-me a seguir Teus passos e a confiar que, mesmo nas trevas, Tua luz sempre brilhará. Que eu possa refletir essa luz para os outros. Amém.

Afirmação

Hoje, escolho seguir a luz de Cristo, sabendo que não andarei em trevas.

Anotações

___
___
___
___
___
___
___
___

21 Novembro
DESCANSO EM DEUS

"— Venham a mim, todos vocês que estão cansados de carregar as suas pesadas cargas, e eu lhes darei descanso."
— Mateus 11:28

Nos momentos em que o cansaço parece tomar conta, Jesus nos convida a buscar descanso nEle. Ele conhece suas lutas e compreende o peso que você carrega. Quando você entrega suas cargas ao Senhor, Ele troca seu fardo pesado por leveza e paz. Deixe que o amor de Cristo te renove, e encontre descanso verdadeiro na Sua presença.

Oração

Jesus, eu venho a Ti em busca de descanso. Entrego todas as minhas preocupações e meus fardos, confiando que Tu me aliviarás e renovarás minhas forças. Obrigada por me acolher com tanto amor. Amém.

Afirmação

Hoje, descanso em Cristo, que alivia minhas cargas e renova minhas forças.

Anotações

_____
_____
_____
_____
_____
_____
_____
_____
_____

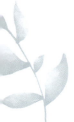

22 Novembro
PAZ EM MEIO À TEMPESTADE

"E a paz de Deus, que ninguém consegue entender, guardará o coração e a mente de vocês, pois vocês estão unidos com Cristo Jesus."
— Filipenses 4:7

Mesmo em meio às tempestades da vida, Deus oferece uma paz que vai além do que podemos entender. Não importa quão turbulenta a situação pareça, a paz de Deus é capaz de guardar seu coração e sua mente, trazendo tranquilidade e confiança. Quando você confia em Cristo, a tempestade pode continuar ao redor, mas no seu interior reina a paz.

Oração
Senhor, obrigado por me dar uma paz que excede todo entendimento. Que em meio às tempestades, eu possa descansar em Ti, sabendo que guardas meu coração e minha mente. Amém.

Afirmação
Hoje, a paz de Deus guarda meu coração e minha mente, mesmo em tempos de dificuldade.

Anotações
___
___
___
___
___
___
___

23 Novembro
LUZ NAS TREVAS

"A luz brilha na escuridão, e a escuridão não conseguiu apagá-la."
— João 1:5

Nas fases mais escuras da vida, lembre-se de que a luz de Deus brilha constantemente. Não importa quão densa seja a escuridão, ela nunca pode apagar a luz divina. O amor de Deus é uma chama que ilumina seus caminhos, trazendo esperança e direção. Se você se sentir perdida ou em trevas, busque essa luz que nunca falha.

Oração
Senhor, seja minha luz em todos os momentos. Que eu nunca perca de vista a esperança e a clareza que só Tu podes trazer. Ilumina meus passos e guia-me por Teu caminho. Amém.

Afirmação
Hoje, a luz de Deus ilumina meu caminho, dissipando toda escuridão.

Anotações

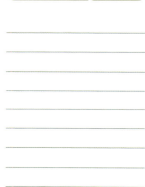
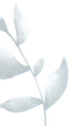

24 Novembro
FÉ QUE MOVE MONTANHAS

"Eu afirmo a vocês que isto é verdade: se vocês tivessem fé, mesmo que fosse do tamanho de uma semente de mostarda, poderiam dizer a este monte: 'Saia daqui e vá para lá', e ele iria."

— Mateus 17:20

A fé pode parecer pequena, mas quando colocada em Deus ela é poderosa o suficiente para mover montanhas. Talvez você enfrente desafios que parecem intransponíveis, mas acredite que, com fé, o impossível se torna possível. Não subestime o poder da sua fé, pois o Deus em quem você confia é infinitamente maior do que qualquer dificuldade.

Oração

Senhor, aumenta minha fé para que eu possa ver além dos desafios. Ajuda-me a acreditar que, em Ti, nada é impossível. Que eu possa enfrentar meus problemas com coragem e confiança. Amém.

Afirmação

Hoje, minha fé, por menor que seja, pode mover montanhas, pois Deus está comigo.

Anotações

25 Novembro
CONFIANÇA NO AMOR DE DEUS

"Pois eu tenho a certeza de que nada pode nos separar do amor de Deus: nem a morte, nem a vida; nem os anjos, nem outras autoridades ou poderes celestiais; nem o presente, nem o futuro; nem o mundo lá de cima, nem o mundo lá de baixo. Em todo o Universo não há nada que possa nos separar do amor de Deus, que é nosso por meio de Cristo Jesus, o nosso Senhor."
— Romanos 8:38-39

Nada pode separar você do amor de Deus. Nem as circunstâncias difíceis, nem a dor, nem os desafios são capazes de distanciar você desse amor perfeito e eterno. Quando tudo parecer incerto, confie que o amor de Deus permanece firme. Ele te sustenta, te cuida e te envolve, não importa o que aconteça.

Oração
Pai, obrigada por Teu amor inabalável. Que eu sempre me lembre de que nada pode me separar desse amor. Fortalece-me com essa verdade em cada dia. Amém.

Afirmação
Hoje, vivo segura no amor de Deus, que nunca me abandona.

Anotações

26 Novembro
FORÇA EM MEIO AO SOFRIMENTO

"Porque, quando perco toda a minha força, então tenho a força de Cristo em mim."
— 2 Coríntios 12:10

Nas suas fraquezas é que o poder de Deus se manifesta. Em meio ao sofrimento, quando tudo parece desmoronar, a graça de Deus te fortalece. Ele transforma sua fraqueza em força e te capacita a continuar, mesmo quando tudo parece difícil. Lembre-se de que Deus te sustenta e, na presença dEle, você encontra força renovada.

Oração
Senhor, nas minhas fraquezas, mostra-me a Tua força. Ajuda-me a confiar em Ti em meio às dificuldades e a encontrar força no Teu poder. Amém.

Afirmação
Hoje, minha força vem de Deus, que transforma minha fraqueza em poder.

Anotações

27 Novembro
O SENHOR É MINHA ROCHA

"O Senhor é a minha rocha, a minha fortaleza e o meu libertador. O meu Deus é uma rocha em que me escondo. Ele me protege como um escudo; ele é o meu abrigo, e com ele estou seguro."

— Salmos 18:2

Quando os desafios vêm, Deus é sua rocha firme e segura. Ele é sua fortaleza, onde você encontra abrigo e proteção. Em tempos de incerteza, confie no Senhor, pois Ele nunca falha. Que Ele seja o fundamento de sua vida, a quem você recorre em qualquer situação.

Oração

Senhor, Tu és minha rocha e minha fortaleza. Ajuda-me a sempre me refugiar em Ti quando os desafios surgirem. Obrigada por ser meu libertador. Amém.

Afirmação

Hoje, estou firme na rocha que é o Senhor, minha fortaleza.

Anotações

28 Novembro
O SENHOR É MEU PROTETOR

"O Senhor guardará você; ele está sempre ao seu lado para protegê-lo."
— Salmos 121:5

Deus está sempre ao seu lado, como uma sombra que nunca se afasta. Ele te protege em todos os momentos, guardando sua vida e guiando seus passos. Quando você se sentir vulnerável ou insegura, lembre-se de que o Senhor é seu protetor fiel, presente em todos os dias e em todas as circunstâncias.

Oração

Senhor, obrigada por estar sempre ao meu lado, guardando-me e me protegendo. Que eu possa viver com confiança, sabendo que Tu cuidas de mim. Amém.

Afirmação

Hoje, caminho confiante, pois o Senhor me guarda e protege.

Anotações

_____
_____
_____
_____
_____
_____
_____
_____

29 Novembro
VIVER PELA FÉ

"Porque vivemos pela fé e não pelo que vemos."
— 2 Coríntios 5:7

A vida de fé não se baseia no que nossos olhos podem ver, mas na confiança plena em Deus. Mesmo que as circunstâncias pareçam desfavoráveis, a fé te permite enxergar além, crendo nas promessas de Deus. Viva pela fé, acreditando que Ele está no controle e que Sua vontade é perfeita.

Oração

Senhor, ajuda-me a viver pela fé, mesmo quando não consigo ver o que está por vir. Que eu confie nas Tuas promessas e no Teu plano para minha vida. Amém.

Afirmação

Hoje, vivo pela fé, acreditando nas promessas de Deus.

Anotações

_____
_____
_____
_____
_____
_____
_____

30 Novembro
CUIDADA PELAS MÃOS DE DEUS

"Entregue os seus problemas ao Senhor, e ele o ajudará; ele nunca deixa que fracasse a pessoa que lhe obedece."

— Salmos 55:22

Quando você entrega suas preocupações a Deus, Ele se responsabiliza por cuidar de você. O Senhor está atento às suas lutas e se importa com cada detalhe da sua vida. Ao confiar nEle, você encontra segurança e paz, sabendo que Ele sustenta sua vida e não permitirá que você caia. Não carregue suas preocupações sozinha; entregue-as a Deus e experimente Seu cuidado.

Oração

Senhor, hoje eu entrego todas as minhas preocupações a Ti. Obrigada por me sustentar e cuidar de mim. Que eu possa confiar em Ti, sabendo que nunca me abandonas. Amém.

Afirmação

Hoje, estou segura e cuidada pelas mãos de Deus, que sustenta minha vida.

Anotações

1 Dezembro
TEMPO DE RENOVAÇÃO

"Agora faço novas todas as coisas!"
— Apocalipse 21:5

O fim de um ano muitas vezes nos convida à reflexão, mas também é um tempo para renovação. Deus está constantemente fazendo coisas novas em nossas vidas, mesmo em meio às dificuldades. Para as mulheres que enfrentam ou já enfrentaram o câncer, essa promessa traz esperança. Seu corpo, sua mente e seu espírito podem ser renovados em Cristo. Ele está presente em cada etapa, trazendo cura e transformação. Confie que, mesmo nos momentos de fraqueza, Deus está trabalhando em algo novo, e o que Ele prepara é sempre para o nosso bem.

Oração
Senhor, obrigada por renovar minha vida a cada dia. Ajuda-me a enxergar o novo que estás fazendo, mesmo em meio às dificuldades. Que eu possa confiar em Ti e na Tua promessa de renovação. Amém.

Afirmação
Hoje, aceito a renovação de Deus em minha vida, confiando em Suas promessas.

Anotações

2 Dezembro
FORÇA PARA CONTINUAR

"Ele é o meu forte refúgio e me protege aonde quer que eu vá."
— 2 Samuel 22:33

A jornada contra o câncer pode ser exaustiva, mas em Deus encontramos a força necessária para continuar. Ele não apenas nos fortalece, mas também nos guia pelos caminhos difíceis, desembaraçando o que parece complicado e tornando possível o que parecia inalcançável. Se hoje você se sente fraca ou desanimada, lembre-se de que Deus é sua fortaleza. Ele está contigo, tornando seu caminho mais leve e dando forças para seguir adiante.

Oração
Pai, renova minhas forças quando eu me sentir fraca. Que eu possa confiar em Ti em cada passo que dou, sabendo que Tu és minha fortaleza. Amém.

Afirmação
Hoje, escolho confiar em Deus como minha força e fortaleza.

Anotações

3 Dezembro
O CUIDADO DE DEUS

"Entreguem todas as suas preocupações a Deus, pois ele cuida de vocês."
— 1 Pedro 5:7

É comum sentir-se ansiosa durante o tratamento ou na recuperação do câncer. No entanto, Deus nos convida a lançar sobre Ele todas as nossas ansiedades. Ele cuida de cada detalhe de nossas vidas e deseja que confiemos nEle. Quando entregamos nossas preocupações ao Senhor, encontramos descanso para nossas almas e experimentamos o cuidado amoroso de Deus. Lembre-se: você não está sozinha. Deus está ao seu lado, cuidando de você em cada passo.

Oração
Senhor, ajude-me a lançar minhas ansiedades sobre Ti. Confio em Teu cuidado e Tua proteção. Amém.

Afirmação
Hoje, entrego minhas preocupações a Deus, sabendo que Ele cuida de mim.

Anotações

4 Dezembro
UM NOVO COMEÇO

"Quem está unido com Cristo é uma nova pessoa; acabou-se o que era velho, e já chegou o que é novo."
— 2 Coríntios 5:17

Em Cristo sempre há a possibilidade de um novo começo. Isso significa que, mesmo em meio aos desafios do tratamento, Deus pode transformar tudo e trazer algo novo. O passado e as dificuldades que você enfrentou não definem o seu futuro. Permita-se viver essa nova criação que Deus oferece, aceitando a renovação diária que vem dEle. Cada dia é uma nova oportunidade de recomeçar e experimentar o amor e a graça de Deus.

Oração
Deus, obrigada por me dar a chance de um novo começo. Ajuda-me a deixar o passado para trás e a confiar no novo que preparas para mim. Amém.

Afirmação
Hoje, vivo como uma nova criação em Cristo, aceitando Sua renovação.

Anotações

5 Dezembro
PAZ EM MEIO À TEMPESTADE

"Deixo com vocês a paz. É a minha paz que eu lhes dou; não lhes dou a paz como o mundo a dá. Não fiquem aflitos, nem tenham medo."
— João 14:27

O câncer pode trazer uma tempestade de emoções, mas Jesus nos promete a Sua paz, que é diferente de qualquer outra. Essa paz não depende das circunstâncias ao nosso redor; ela é uma paz interior, fruto da confiança em Deus. Quando permitimos que a paz de Cristo inunde nossos corações, somos capazes de enfrentar até os maiores desafios com serenidade. Receba essa paz hoje e deixe que ela acalme seu espírito.

Oração
Senhor, obrigada pela paz que me dás, mesmo em meio às tempestades. Que eu possa confiar em Ti e viver essa paz em meu coração. Amém.

Afirmação
Hoje, recebo a paz de Cristo, que acalma minha alma.

Anotações
___
___
___
___
___
___
___
___
___

6 Dezembro
PERSEVERANÇA NA JORNADA

"Não nos cansemos de fazer o bem. Pois, se não desanimarmos, chegará o tempo certo em que faremos a colheita."
— Gálatas 6:9

A jornada contra o câncer pode ser longa e cansativa, mas Deus nos encoraja a perseverar. Mesmo quando parece difícil, continue fazendo o bem, cuidando de si mesma e confiando em Deus. A colheita virá e você verá os frutos de sua fé e perseverança. Lembre-se de que Deus vê cada passo que você dá e está com você em cada momento dessa jornada.

Oração
Deus, ajuda-me a perseverar em minha jornada. Que eu não desanime, mas continue confiando em Ti e fazendo o bem. Amém.

Afirmação
Hoje, escolho perseverar, confiando que Deus está comigo em cada passo.

Anotações

7 Dezembro
DESCANSO PARA A ALMA

"Venham a mim, todos vocês que estão cansados de carregar as suas pesadas cargas, e eu lhes darei descanso."
— Mateus 11:28

O tratamento contra o câncer pode ser desgastante, tanto física quanto emocionalmente. Mas Jesus nos convida a ir até Ele para encontrar descanso. Esse descanso não é apenas físico, mas um descanso profundo para a alma, que só Ele pode proporcionar. Ao confiar em Cristo, encontramos alívio para nossas preocupações e forças renovadas para continuar. Permita-se descansar nos braços de Jesus e experimente a paz que Ele oferece.

Oração
Senhor, hoje venho a Ti em busca de descanso. Renova minhas forças e acalma meu coração. Confio que em Ti encontro o alívio de que preciso. Amém.

Afirmação
Hoje, encontro descanso para minha alma nos braços de Jesus.

Anotações
_____
_____
_____
_____
_____
_____
_____
_____

8 Dezembro
CURA INTERIOR

"Ele cura os que têm o coração partido e trata dos seus ferimentos."
— Salmos 147:3

A cura de Deus vai além do físico. Ele cuida do coração, curando as feridas emocionais e espirituais que muitas vezes acompanham a luta contra o câncer. Permita que Deus trate não apenas do seu corpo, mas também da sua alma, curando as áreas que precisam de restauração. Ele está presente para ouvir seu clamor, curar suas dores e trazer paz ao seu coração.

Oração

Pai, cura as feridas do meu coração. Cuida de mim por completo, tanto física quanto emocionalmente. Que eu possa sentir Tua presença e Tua cura em todas as áreas da minha vida. Amém.

Afirmação

Hoje, recebo a cura de Deus em todas as áreas da minha vida.

Anotações

9 Dezembro
A FÉ QUE MOVE MONTANHAS

"Eu afirmo a vocês que isto é verdade: se vocês tivessem fé, mesmo que fosse do tamanho de uma semente de mostarda, poderiam dizer a este monte: 'Saia daqui e vá para lá', e ele iria."

— Mateus 17:20

A fé pode parecer pequena em tempos de dificuldade, mas Jesus nos ensina que até mesmo a menor fé pode mover montanhas. Não importa o tamanho da sua fé hoje, confie que Deus pode fazer o impossível. O tratamento pode ser um "monte" em sua vida, mas Deus é maior do que qualquer desafio que você enfrente. Com fé, você pode superar qualquer obstáculo, sabendo que Deus está ao seu lado, movendo as montanhas por você.

Oração

Senhor, aumenta minha fé. Ajuda-me a confiar que em Ti nada é impossível e que as montanhas em minha vida serão movidas pelo Teu poder. Amém.

Afirmação

Hoje, minha fé, por menor que seja, é suficiente para mover montanhas.

Anotações

_____
_____
_____
_____
_____
_____
_____
_____

10 Dezembro
CONFIANÇA EM MEIO À ADVERSIDADE

"Confie no Senhor de todo o coração e não se apoie na sua própria inteligência."
— Provérbios 3:5

Muitas vezes, o tratamento e as lutas diárias podem parecer confusas e avassaladoras. Porém, Deus nos chama a confiar nEle, mesmo quando não entendemos o que está acontecendo. Não tente carregar o peso sozinha ou entender tudo com suas próprias forças. Confie que Deus tem um plano e que Ele está trabalhando em algo maior para sua vida. Quando você entrega tudo a Ele, a paz e a confiança tomam o lugar da ansiedade.

Oração

Senhor, hoje escolho confiar em Ti, mesmo sem entender todas as coisas. Que eu possa entregar meus medos e minhas dúvidas em Tuas mãos, sabendo que tens o controle de tudo. Amém.

Afirmação

Hoje, confio em Deus de todo o coração, sabendo que Ele tem o controle da minha vida.

Anotações

11 Dezembro
CAMINHANDO PELA FÉ

"Porque vivemos pela fé e não pelo que vemos."
— 2 Coríntios 5:7

A caminhada pela fé é confiar em Deus mesmo quando os resultados ainda não aparecem. Durante o tratamento, há momentos em que as coisas podem não fazer sentido, mas é nessa hora que a fé se torna essencial. Deus nos guia e nos sustenta mesmo quando não vemos o caminho à nossa frente. Continue caminhando, sabendo que cada passo que você dá está sendo observado e cuidado por Deus.

Oração
Pai, ajuda-me a viver pela fé e não pelos meus sentimentos ou pelo que vejo. Sei que estás comigo e confio no Teu cuidado. Amém.

Afirmação
Hoje, caminho pela fé, sabendo que Deus está à frente.

Anotações

12 Dezembro
O AMOR QUE SUSTENTA

"Nós amamos porque Deus nos amou primeiro."
— 1 João 4:19

O amor de Deus é o que nos sustenta em meio aos desafios. Ele nos amou primeiro, antes de qualquer coisa, e continua nos amando em cada situação. Esse amor é uma fonte inesgotável de força e conforto, especialmente nos momentos mais difíceis. Quando você se sentir fraca ou sem esperança, lembre-se do amor profundo e incondicional que Deus tem por você. Ele é seu refúgio e sustento.

Oração
Senhor, obrigada pelo Teu amor, que nunca falha. Que eu possa sempre sentir esse amor em cada momento, sabendo que ele me sustenta. Amém.

Afirmação
Hoje, sou sustentada pelo amor incondicional de Deus.

Anotações

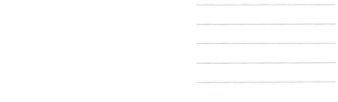

13 Dezembro
LUZ EM MEIO À ESCURIDÃO

"O Senhor Deus é a minha luz e a minha salvação; de quem terei medo? O Senhor me livra de todo perigo; não ficarei com medo de ninguém."
— Salmos 27:1

Nos dias sombrios da batalha contra o câncer é fácil sentir-se perdida. Mas Deus é a luz que ilumina mesmo os momentos mais escuros. Ele é a sua salvação, a sua proteção e o seu guia. Não há escuridão que possa resistir à luz de Deus em sua vida. Confie que mesmo nos momentos mais difíceis, Deus está com você, iluminando o caminho.

Oração
Senhor, seja minha luz em meio à escuridão. Que eu possa sentir Tua presença me guiando e me protegendo a cada dia. Amém.

Afirmação
Hoje, caminho confiante na luz e na proteção de Deus.

Anotações

_____
_____
_____
_____
_____
_____
_____
_____

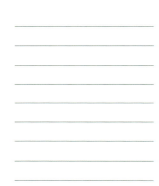
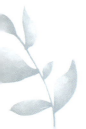

14 Dezembro
ESPERANÇA QUE NÃO DESAPONTA

"Essa esperança não nos deixa decepcionados, pois Deus derramou o seu amor no nosso coração, por meio do Espírito Santo, que ele nos deu."
— Romanos 5:5

A esperança em Deus nunca nos decepciona. Mesmo quando os desafios são grandes, o amor de Deus nos dá a certeza de que há algo maior à frente. Ele nos fortalece com Seu amor, nos sustentando nos dias difíceis e renovando nossa esperança. Confie que, ao colocar sua esperança em Deus, você será renovada e fortalecida.

Oração
Deus, renova minha esperança em Ti a cada dia. Que eu possa confiar que Tua promessa nunca falha. Amém.

Afirmação
Hoje, minha esperança está firmada em Deus e sei que não serei decepcionada.

Anotações

_____
_____
_____
_____
_____
_____
_____
_____
_____

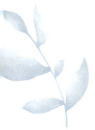
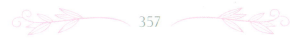

15 Dezembro
A ALEGRIA DO SENHOR

"A alegria que o Senhor dá fará com que vocês fiquem fortes."
— Neemias 8:10

Mesmo em meio a situações difíceis, a alegria do Senhor pode ser sua força. Essa alegria não depende das circunstâncias, ela vem da presença de Deus em sua vida. Permita-se sentir a alegria que vem do alto, mesmo que seu coração esteja cansado. Deus é sua força, e a alegria dEle renova sua alma, trazendo-lhe ânimo para continuar.

Oração
Senhor, dá-me a Tua alegria para que eu possa encontrar força em Ti. E que mesmo em meio às dificuldades, minha alma se alegre em Ti. Amém.

Afirmação
Hoje, encontro força na alegria do Senhor.

Anotações

16 Dezembro
UM REFÚGIO SEGURO

"Deus é o nosso refúgio e a nossa força, socorro que não falta em tempos de aflição."

— Salmos 46:1

Quando as tempestades da vida parecem fortes demais, Deus é o refúgio seguro para a sua alma. Ele é sua fortaleza, seu abrigo em tempos de tribulação. Não importa quão intensos sejam os desafios, você pode sempre correr para Deus e encontrar segurança em Seus braços. Ele é um socorro presente, sempre disponível para confortar e proteger.

Oração

Deus, Tu és meu refúgio e minha fortaleza. Que eu possa sempre me abrigar em Ti e confiar que Tu és meu socorro em tempos difíceis. Amém.

Afirmação

Hoje, encontro segurança no refúgio de Deus.

Anotações

17 Dezembro
PAZ QUE EXCEDE O ENTENDIMENTO

"E a paz de Deus, que ninguém consegue entender, guardará o coração e a mente de vocês, pois vocês estão unidos com Cristo Jesus."
— Filipenses 4:7

A paz que Deus oferece vai além do que podemos compreender. Em meio ao tratamento, às incertezas e aos medos, a paz de Deus está disponível para guardar seu coração e sua mente. Permita-se descansar nessa paz, sabendo que Deus está no controle de tudo. Confie nEle e experimente a serenidade que só Ele pode dar.

Oração
Senhor, que a Tua paz guarde meu coração e minha mente. Ajuda-me a confiar em Ti, mesmo quando não entendo todas as coisas. Amém.

Afirmação
Hoje, recebo a paz de Deus que excede todo entendimento.

Anotações
_____
_____
_____
_____
_____
_____
_____
_____

18 Dezembro
O PROPÓSITO EM MEIO À DOR

"Pois sabemos que todas as coisas trabalham juntas para o bem daqueles que amam a Deus, daqueles a quem ele chamou de acordo com o seu plano."

— Romanos 8:28

Deus pode transformar até mesmo a dor em algo bom. Ele age em todas as situações, inclusive nas mais difíceis, para o bem daqueles que O amam. Mesmo que você não veja o propósito agora, confie que Deus está trabalhando em sua vida de maneiras que você nem pode imaginar. Ele é capaz de tirar algo belo de cada desafio que você enfrenta.

Oração
Senhor, ajuda-me a enxergar o Teu propósito em meio à dor. Que eu possa confiar que tudo está nas Tuas mãos e que Tu ages para o meu bem. Amém.

Afirmação
Hoje, confio que Deus está trabalhando em todas as coisas para o meu bem.

Anotações
_____
_____
_____
_____
_____
_____
_____
_____

19 Dezembro
LEVANTANDO-SE COM CORAGEM

"Lembre da minha ordem: 'Seja forte e corajoso! Não fique desanimado, nem tenha medo, porque eu, o Senhor, seu Deus, estarei com você em qualquer lugar para onde você for!'."

— Josué 1:9

A coragem não significa ausência de medo, mas, sim, seguir em frente, mesmo quando o medo tenta dominar. Deus chama você a ser forte e corajosa, sabendo que Ele está com você em cada passo. Não há desafio grande demais quando Deus está ao seu lado. Levante-se com coragem hoje, confiando que o Senhor caminha com você.

Oração
Senhor, dá-me força e coragem para enfrentar cada desafio com confiança. Sei que Tu estás comigo e isso me dá segurança. Amém.

Afirmação
Hoje, levanto-me com coragem, sabendo que Deus está comigo.

Anotações
_____
_____
_____
_____
_____
_____
_____
_____

20 Dezembro
CONFIANDO NOS PLANOS DE DEUS

"Só eu conheço os planos que tenho para vocês: prosperidade e não desgraça e um futuro cheio de esperança. Sou eu, o Senhor, quem está falando."

— Jeremias 29:11

Deus tem planos bons para sua vida, mesmo quando as circunstâncias parecem difíceis. Ele conhece o futuro e tem planos de esperança para você. Confie que os caminhos que Deus tem para você são maiores e melhores do que qualquer plano que você possa imaginar. Mesmo em meio ao tratamento, saiba que Deus está preparando algo bom e cheio de esperança.

Oração
Deus, ajuda-me a confiar nos Teus planos para minha vida. Sei que são planos de paz e esperança, e entrego tudo em Tuas mãos. Amém.

Afirmação
Hoje, confio nos bons planos que Deus tem para minha vida.

Anotações

21 Dezembro
A FORÇA QUE VEM DE DEUS

"Com a força que Cristo me dá, posso enfrentar qualquer situação."
— Filipenses 4:13

A força para enfrentar qualquer desafio vem de Deus. Em momentos de fraqueza, quando o caminho parece impossível, lembre-se de que você não está sozinha. Deus é sua fonte de força e Ele te capacita a suportar e superar tudo. Confie no poder dEle e saiba que Ele nunca te deixará desamparada. Com Ele, você pode todas as coisas.

Oração
Senhor, obrigada por ser minha força em todos os momentos. Que eu nunca me esqueça que contigo posso enfrentar qualquer situação. Amém.

Afirmação
Hoje, recebo a força de Deus para enfrentar todos os desafios.

Anotações
_____
_____
_____
_____
_____
_____
_____
_____

22 Dezembro
A PAZ QUE VEM DA FÉ

"Não fiquem aflitos. Creiam em Deus e creiam também em mim."
— João 14:1

A fé em Deus traz paz ao coração, mesmo nos momentos mais difíceis. Quando a ansiedade ou o medo tentarem tomar conta, lembre-se de confiar em Deus. Sua fé em Jesus é um porto seguro, e Ele cuida de você. Permita que essa confiança traga serenidade ao seu dia, sabendo que, com Deus, tudo está sob controle.

Oração
Pai, ajuda-me a confiar mais em Ti a cada dia. Que minha fé traga paz ao meu coração e que eu possa sentir Tua presença em todos os momentos. Amém.

Afirmação
Hoje, descanso na paz que a fé em Deus me proporciona.

Anotações
_____
_____
_____
_____
_____
_____
_____
_____

23 Dezembro
CAMINHANDO COM CONFIANÇA

"O Senhor nos guia no caminho em que devemos andar e protege aqueles cuja vida é agradável a ele."

— Salmos 37:23

Ao caminhar com Deus, Ele direciona seus passos e cuida de cada detalhe de sua vida. Mesmo que o caminho seja incerto ou difícil, confie que Deus está à frente, preparando o melhor. Ele firma seus passos e garante que você não caminhe sozinha. Siga confiante, sabendo que o Senhor te guia em cada decisão e te sustenta em cada dificuldade.

Oração

Deus, firma meus passos e guia-me pelo caminho que preparaste para mim. Confio que contigo estou segura em cada passo que dou. Amém.

Afirmação

Hoje, caminho confiante, sabendo que Deus dirige meus passos.

Anotações

___
___
___
___
___
___
___

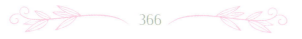

24 Dezembro
A PROMESSA DA VITÓRIA

"Mas agradeçamos a Deus, que nos dá a vitória por meio do nosso Senhor Jesus Cristo!"

— 1 Coríntios 15:57

Em Cristo, a vitória já está garantida. Mesmo que os desafios pareçam grandes, lembre-se de que, em Deus, você é mais do que vencedora. Jesus conquistou a vitória definitiva na cruz, e essa promessa é para você. Independentemente das lutas que você enfrente, mantenha firme sua fé, sabendo que Deus já te deu a vitória.

Oração
Senhor, obrigada pela vitória que já conquistei em Ti. Que eu possa viver cada dia com essa certeza, enfrentando as lutas com coragem e fé. Amém.

Afirmação
Hoje, celebro a vitória que tenho em Cristo Jesus.

Anotações

25 Dezembro
A CHEGADA DA PROMESSA

"Pois já nasceu uma criança, Deus nos mandou um menino que será o nosso rei. Ele será chamado de 'Conselheiro Maravilhoso', 'Deus Poderoso', 'Pai Eterno', 'Príncipe da Paz'."

— Isaías 9:6

O nascimento de Jesus é a realização da maior promessa de Deus à humanidade. Ele trouxe esperança, paz e salvação ao mundo. Em meio às suas lutas, lembre-se de que esse Príncipe da Paz está contigo. Ele é o seu Maravilhoso Conselheiro, pronto para te guiar e trazer consolo ao seu coração. Celebre a chegada de Jesus e renove sua esperança nEle.

Oração
Pai, obrigada por nos enviar Jesus, o Príncipe da Paz. Que Sua presença seja sempre real em minha vida, trazendo esperança e paz. Amém.

Afirmação
Hoje, celebro a chegada de Jesus e renovo minha esperança nEle.

Anotações

26 Dezembro
CORAGEM PARA O FUTURO

"Lembre da minha ordem: 'Seja forte e corajoso! Não fique desanimado, nem tenha medo, porque eu, o Senhor, seu Deus, estarei com você em qualquer lugar para onde você for!'."

— Josué 1:9

Ao se aproximar do fim de mais um ano, Deus te chama a ter coragem e força para seguir adiante. O futuro pode ser incerto, mas o Senhor está contigo em cada passo. Ele te guia e te dá coragem para enfrentar o que vier, sabendo que você nunca estará sozinha. Confie que Deus já está no seu amanhã, preparando o melhor.

Oração
Deus, dá-me a coragem e a força de que preciso para seguir em frente. Que eu nunca me esqueça de que Tu estás comigo em cada passo. Amém.

Afirmação
Hoje, enfrento o futuro com coragem, sabendo que Deus está comigo.

Anotações
___
___
___
___
___
___
___
___

27 Dezembro
NOVOS COMEÇOS

"Quem está unido com Cristo é uma nova pessoa; acabou-se o que era velho, e já chegou o que é novo."
— 2 Coríntios 5:17

Em Cristo, cada dia é uma oportunidade para um novo começo. O passado não define seu futuro, e Deus te oferece uma chance de recomeçar a cada dia. Não se prenda às falhas ou às dificuldades do passado; abrace as novas oportunidades que Deus está colocando diante de você. Confie que Ele tem algo novo e belo preparado para sua vida.

Oração
Senhor, ajuda-me a abandonar o passado e a abraçar os novos começos que preparaste para mim. Que eu possa caminhar confiante, sabendo que Tu fazes tudo novo. Amém.

Afirmação
Hoje, aceito o novo começo que Deus está me dando.

Anotações

28 Dezembro
CONFIANÇA PARA O AMANHÃ

"Confie no Senhor de todo o coração e não se apoie na sua própria inteligência."

— Provérbios 3:5

A confiança em Deus é fundamental para enfrentar os desafios da vida. Muitas vezes, não entendemos o que está acontecendo ao nosso redor, mas Deus vê o quadro completo. Ele sabe o que é melhor para você e está sempre trabalhando em seu favor. Confie nEle de todo o coração, sabendo que o futuro está em Suas mãos.

Oração
Pai, ajuda-me a confiar em Ti mesmo quando não entendo tudo ao meu redor. Sei que Tu estás no controle e que o meu futuro está em Tuas mãos. Amém.

Afirmação
Hoje, confio plenamente em Deus para o meu amanhã.

Anotações

29 Dezembro
PREPARANDO-SE PARA O NOVO ANO

"Procurem ter paz com todos e se esforcem para viver uma vida completamente dedicada ao Senhor, pois sem isso ninguém o verá."
— Hebreus 12:14

Ao nos prepararmos para um novo ano, é importante buscar viver em paz e com um coração santo diante de Deus. Ele nos chama a sermos pessoas que refletem Sua luz e Sua bondade no mundo. Enquanto você reflete sobre o ano que passou e se prepara para o que está por vir, busque estar em paz consigo mesma e com os outros, confiando que Deus guiará seus passos no próximo ano.

Oração
Deus, ajuda-me a viver em paz e em santidade. Que o próximo ano seja marcado pela Tua presença e pela Tua paz em minha vida. Amém.

Afirmação
Hoje, preparo meu coração para viver em paz e santidade no novo ano.

Anotações
_____
_____
_____
_____
_____
_____
_____
_____

30 Dezembro
O CUIDADO CONSTANTE DE DEUS

"O Senhor é o meu pastor: nada me faltará."
— Salmos 23:1

Deus é o Pastor que cuida de você em cada detalhe. Ele conhece suas necessidades e nunca te abandona. O cuidado dEle é constante, dia após dia, e você pode descansar na certeza de que Ele está sempre ao seu lado, suprindo tudo o que você precisa. Confie que o Senhor é seu guia e protetor, e que com Ele você nunca estará desamparada.

Oração
Senhor, obrigada por ser meu Pastor e cuidar de mim em todos os momentos. Que eu sempre confie no Teu cuidado fiel. Amém.

Afirmação
Hoje, descanso no cuidado constante de Deus.

Anotações

31 Dezembro
GRATIDÃO E ESPERANÇA

"E sejam agradecidos a Deus em todas as ocasiões. Isso é o que Deus quer de vocês por estarem unidos com Cristo Jesus."
— 1 Tessalonicenses 5:18

Ao final de mais um ano, é tempo de refletir sobre tudo o que você viveu e agradecer por cada momento, mesmo os mais difíceis. A gratidão transforma nosso olhar, permitindo-nos enxergar o cuidado e o amor de Deus em cada detalhe. Olhe para o próximo ano com esperança, sabendo que Deus estará contigo em cada passo. Confie que Ele tem planos bons e que a vontade dEle é sempre para o seu bem.

Oração
Senhor, obrigada por este ano que passou. Agradeço por cada momento e pela Tua presença constante. Que eu comece o novo ano com esperança, sabendo que Tu cuidas de mim. Amém.

Afirmação
Hoje, agradeço a Deus por tudo e abraço o novo ano com esperança no coração.

Anotações

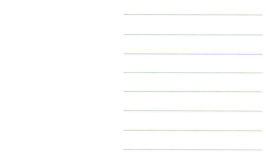

MENSAGEM FINAL

Ao final desta jornada de 365 dias, esperamos que você tenha sentido, a cada página, o cuidado amoroso de Deus em sua vida. Cada versículo, cada reflexão e cada oração foram preparados para trazer paz ao seu coração, renovar a sua fé e encher seu espírito de esperança. Que, por meio destas palavras, você tenha experimentado momentos de coragem em meio às lutas, força para seguir adiante e gratidão pelas pequenas vitórias diárias.

Lembre-se de que, independentemente das circunstâncias, Deus está com você em todos os momentos. Ele conhece suas dores e seus sonhos, e continua a te guiar com amor, oferecendo Sua paz, que vai além de qualquer compreensão.

Você é uma mulher de fé, cheia de determinação e coragem. Mesmo nos dias mais difíceis, Deus esteve ao seu lado, segurando sua mão e te lembrando que não há desafio grande demais que não possa ser superado com Ele. Que essa certeza continue a te acompanhar por onde você for.

Desejamos que você siga com alegria no coração, sabendo que cada passo, por mais árduo que tenha sido, a levou a um lugar de mais esperança e confiança no Senhor. Ele tem um propósito para cada momento vivido e Sua graça te sustentará sempre.

Com gratidão por tudo o que você enfrentou e venceu, desejamos que os dias à sua frente sejam preenchidos de paz e bem-estar, com a certeza de que Deus está no controle e que você é, e sempre será, uma filha muito amada.

Com carinho, fé e esperança!

ARIANE E JEFERSON BAGGIO

**INFORMAÇÕES SOBRE NOSSAS PUBLICAÇÕES
E NOSSOS ÚLTIMOS LANÇAMENTOS**

🌐 editorapandorga.com.br
f /editorapandorga
📷 @pandorgaeditora
🐦 @editorapandorga

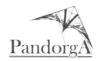